C.H.BECK ■ WISSEN

in der Beck'schen Reihe

Die Pest war über Jahrhunderte eine der schlimmsten Seuchen der Menschheit. Die großen Pandemien dieser Krankheit haben den Lauf der Geschichte beeinflußt. Klaus Bergdolt stellt ihren Siegeszug mit den gravierenden sozialen, politischen und mentalitätsgeschichtlichen Folgen dar. Erst spät wurde der Erreger entdeckt, doch auch heute ist die Krankheit noch nicht ganz besiegt.

Prof. Dr. med. Dr. phil. *Klaus Bergdolt* ist o. Professor für Geschichte und Ethik der Medizin an der Universität zu Köln. Bei C. H. Beck erschienen von ihm: «Leib und Seele. Eine Kulturgeschichte des gesunden Lebens» (1999), «Das Gewissen der Medizin» (2004) und «Der Schwarze Tod. Die große Pest und das Ende des Mittelalters» (insges. 6 Auflagen).

Klaus Bergdolt

DIE PEST

Geschichte des Schwarzen Todes

Verlag C. H. Beck

Maria Bergdolt, geb. Stahl
zur Erinnerung

Die erste Auflage dieses Buches erschien 2006.

Mit 6 Abbildungen

2. Auflage. 2011

Originalausgabe
© Verlag C. H. Beck oHG, München 2006
Gesamtherstellung: Druckerei C. H. Beck, Nördlingen
Umschlagabbildung: Pestarzt Dr. Chicogneau, Kupferstich, 1720,
© akg-images, Berlin
Umschlagentwurf: Uwe Göbel, München
Printed in Germany
978 3 406 53611 3

www.beck.de

Inhalt

Vorwort

Die Pest stellt einen der großen europäischen Erinnerungsorte dar. Früh entstand eine Art Mythos, der von der Fama des Seuchenalltags, aber auch von dessen Metaphorik geprägt wurde, die Literaten wie Albert Camus oder Andrzej Szczypiorski begeisterte. Daß der Schwarze Tod nach den letzten großen Epidemien in Marseille (1720) und Moskau (1750) nicht als *besiegte* Seuche belächelt wurde, hing mit der bedrohlich erscheinenden Tatsache zusammen, daß er *außerhalb* Europas, etwa in China und Indien, noch im 19. Jahrhundert Millionen von Opfern forderte. Selbst auf Korfu (1812), in Konstantinopel (1825, 1837), auf der Peloponnes (1827/28) und in Hamburg (1812/13) erlagen nach 1800 noch Hunderte der Pest, von «nahen» außereuropäischen Städten wie Kairo (1835) oder Alexandria (1834/5) ganz zu schweigen. Deprimierende, meist aus dem 14. Jahrhundert stammende Assoziationen blieben so lebendig. Wie seit Jahrhunderten verband man mit der Pest Leiden, Verzweiflung, ein einsames und qualvolles Sterben (das gleichwohl zum Massenphänomen wurde), die Auflösung gesellschaftlicher Bindungen, den Verlust religiöser oder weltanschaulicher Sicherheit, utilitaristisch begründete Freiheitseinschränkungen sowie einen mentalen Ausnahmezustand. Beunruhigend blieb auch die Tatsache, daß gegen die Pest nach wie vor keine effektive Therapie bekannt war.

Dennoch konnte man gegen 1900 den Eindruck gewinnen, daß die alte «Geißel der Menschheit» zumindest in Mittel- und Südeuropa durch «neue» Seuchen wie die Cholera oder die Tuberkulose abgelöst worden war. Nach dem Zweiten Weltkrieg galt sie vorübergehend sogar – im Schlepptau des populären Irrtums, die Bakteriologie hätte die Seuche endgültig besiegt – als anrührendes Thema der Medizin- und Sozialgeschichte. Erst in den Neunzigerjahren gewann die Beschäftigung mit dem historischen Seuchenalltag eine neue, unerwartete Aktualität. Fachzeitschriften und Tageszeitungen malen seither die «Rückkehr der Seuchen» (Schadewaldt) an die Wand. Bakteriologen und Virologen äußern sich zunehmend pessimistisch und warnen vor globalen Epidemien. Immer mehr potentielle Erreger widerstehen – Folge einer unkontrollierten Applikation – bewährten Antibiotika bzw. Virostatika. Zudem wird seit Jahren eine Grippeepidemie erwartet, die jener von 1920 vergleichbar sein soll, als Millionen von Europäern – mehr als im gesamten ersten Weltkrieg! – zu Tode kamen. Berichte über SARS und die «Vogelgrippe», deren Erreger dem Virus der Hongkong-Grippe verwandt ist, die – im Westen verdrängt und fast vergessen – allein seit 1968 wahrscheinlich Millionen von Opfern forderte, mahnen auch in Regionen zur Vorsicht, wo Massenseuchen längst besiegt schienen. Die erstaunlich lebendige, seit Jahrhunderten tradierte Fama der *Pest* genügt, um Horrorszenarien an die Wand zu malen. In verblüffendem Einklang mit der älteren Seuchengeschichte wird von Fachleuten und Krisenstäben erneut der *Prophylaxe* Vorrang eingeräumt. Gegen die zu Anpassung und Mutation neigenden Virusstämme, welche verschiedenste Arten der Influenza hervorrufen können, scheint es jedenfalls kaum effektive Mittel zu geben. Daß Seuchen «aus dem Osten» drohen, entspricht in Europa ebenfalls der historischen Erfahrung. Erneut geraten auch, wie schon 1348, der Handel und internationale Verkehr ins Zwielicht. Manche Hiobsbotschaft erinnert an das Spätmittelalter. Nachrichtensendungen und Schlagzeilen berichten so über Vögel, die in Asien «vom Himmel fallen» oder über Umwelt- und Naturkatastrophen, die man damals als «unheilvolle Zeichen» interpretiert hätte. Es zeigt sich, daß die moderne Seuchenkommunikation – allen *Brüchen* und *Diskontinuitäten* zum Trotz – eine lange Vorgeschichte hat. Die Ängste mögen übertrieben sein – der Blick zurück mahnt zur Wachsamkeit. *Zivilisationsbrüche* im Sinn von Norbert Elias begleiteten unberechenbare, tödliche Massenepidemien fast regelmäßig. Ob das dem westlichen Menschen seit dem 19. Jahrhundert anerzogene, auf Vernunft- und Forschungsglauben bauende Sicherheitsgefühl (Lepenies) einer der Pest von 1348 vergleichbaren Katastrophe standhalten würde, ist zu bezweifeln. Seuchen, welche der «Schulmedizin» ihre Grenzen zeigten, riefen fast regelmäßig auch exotische und alternativ-esoterische Maßnahmen auf den Plan, die keinesfalls erfolgreicher waren, doch die Brüchigkeit «rationalerer» Theorien aufzeigten. Daß Vernunft und Logik zu Zeiten existentieller Bedrohung in Gefühlen und Emotionen gewichtige Konkurrenten bekommen, ist, wie gerade die Pestgeschichte zeigt, ein urmenschliches Phänomen. Nichts spricht dafür, daß sich dies künftig ändern würde.

Die historische Seuchenforschung ermöglicht vor allem ein ungeschminktes Bild vom menschlichen Umgang mit Krisen. Hier liegt, fern jeder Verherrlichung der Geschichte als *magistra vitae*, eine ihrer Bedeutungen für die Gegenwart. Sie impliziert die Frage, ob unsere Gesellschaft in vergleichbaren Situationen weniger ängstlich und grausam reagieren würde als jene des Spätmittelalters oder der Frühen Neuzeit. Zudem macht sie deutlich, daß das Zusammenleben von Mensch und Tier, ungeachtet einer uralten Tradition, beachtliche Gefahren birgt. Sie stellt ferner das Konzept der durch den Sozialstaat «organisierten Sicherheit» in Frage und zeigt, wie – einer ökonomisch profitablen Globalisierung und moralisch gebotenen Multikulturalität zum Trotz – profunde Existenzängste und vielschichtige Verunsicherungen zum Fremdenhaß und der Verdächtigung alles *Andersartigen* führen können, das sich, so die angstbesetzte Unterstellung, den üblichen Kontrollen entzieht. Sie ruft ins Gedächtnis zurück, wie Menschen zu Wölfen wurden, um das Unbekannte und Bedrohliche abzuwehren. Erst aus der Seuchengeschichte wird auch die Tragweite der biologischen Wortwahl gewisser Sozialtheoretiker und Politiker des 19. Jahrhunderts deutlich, vom Dritten Reich und seinen ideologischen Vorläufern ganz zu schweigen (vgl. S. 117).

Gerade die Pesterfahrung war jahrhundertelang alles andere als tröstlich. Das Wissen um den Alltag früherer Seuchen, von dem Chroniken oder auch die Großeltern erzählten, führte im konkreten Fall eher zur Resignation. Die *Urangst* vor einer schicksalhaften Bedrohung, die Todesgefahr bedeutete, war naturgemäß zunächst einmal 1348 vorhanden, als alles Vergleichbare in Vergessenheit geraten war, doch brach sie auch später immer wieder durch. Diese Verunsicherung – es handelte sich in der Regel um wirklich existentielle *Ängste* und keinesfalls nur um eine *Furcht* vor der Pest! – war angesichts des häufigen Versagens von Legislative, Exekutive und karitativen Institutionen mehr als verständlich. Die bemerkenswerte Ineffektivität der galenisch geprägten Schulmedizin verstärkte den Negativeffekt. Wenn, wie sich das seit dem 16. Jahrhundert demonstrieren läßt, eher *behördliche* als *ärztliche* Maßnahmen Erfolge zeigten, mag dies im 18. Jahrhundert zur Entwicklung des von der Aufklärung favorisierten starken Staates beigetragen haben, der die marode erscheinende Seuchenmedizin für sich zu vereinnahmen versuchte.

Die Schicksalhaftigkeit der Pest bewirkte eine das Individuum wie die Gesellschaft quälende Unruhe, die durch vielfältige mentale Begleiterscheinungen geprägt war. Wie immer soziale Netzwerke im Spätmittelalter oder in der Renaissance beschaffen waren, zu Seuchenzeiten konnten sie irreversibel zerstört werden. Jedermann wußte aus Erfahrung, daß nicht nur Krankheit und Tod, sondern ebenso gesellschaftliche Ausgrenzung und Vereinsamung drohten, daß Freundschaften, Familienbande und gesellschaftliche Institutionen zerbrechen konnten. Die Pestwellen, die Europas Großstädte, aber auch den muslimisch geprägten Vorderen Orient seit dem 14. Jahrhundert heimsuchten, hatten etwas von einer düsteren Wiederkehr. Sie ließen Zweifel an Gottes Gerechtigkeit aufkommen und machten es schwer, auch nur halbwegs optimistisch in die Zukunft zu blicken.

Pest und Pestforschung

Die Geschichte der Pest ist in den letzten Jahren in die Mühlen der Wissenschaftsideologie geraten. Die Zuwendung nicht weniger Historiker zu sozialgeschichtlichen Fragen lenkte das Interesse auf ein Forschungsgebiet, vor dem man, da es enge Bezüge zur naturwissenschaftlichen Medizin aufwies, lange zurückgeschreckt war. Das erwähnte Schlagwort der *Brüche* und *Diskontinuitäten* und der Einfluß des Dekonstruktivismus ließen dabei die Vorstellung einer sich in mehr oder weniger regelmäßigen Abständen in ähnlicher Weise wiederholenden, von quasi identischen individuellen wie kollektiven Vorstellungen, Ängsten und Reaktionen begleiteten Epidemie obsolet erscheinen.

Während seit langem Konsens darüber besteht, daß es sich bei den antiken Seuchenbeschreibungen, darunter der berühmten *Pest* des Thukydides, nicht um durch den Erreger *Yersinia pestis* hervorgerufene Epidemien handelte, stellen einige Autoren inzwischen auch die Pestseuchen der Spätantike, des frühen Mittelalters, ja selbst des 16. Jahrhunderts in Frage (Cohn). Dafür wird die in der Bibel erwähnte *Pest der Philister* (1 Samuel 5–6) von einigen wieder als Pest im klassischen Sinn verstanden – eine kühne These, wenn man sich die Intention des alttestamentarischen Autors und die Rolle traditioneller Topoi der Seuchenbeschreibung vergegenwärtigt. Beulen (hebr. *Apholim*) mögen viele Epidemien begleitet haben, Ratten und Mäuse galten jahrhundertelang als Symbole des Bösen schlechthin. Die Frage, ob hinter Begriffen wie *pestis* (griech. *loimós*, hebr. *deber*) oder *magna mortalitas*, die seit der frühen Neuzeit im Deutschen mit *Pest*, im Englischen mit *plague*, im Französischen und Italienischen mit *peste* übersetzt wurden, nicht andere gefährliche Seuchen subsumiert wurden, erhitzt allerdings wohl auch deshalb die Gemüter, weil sichere Antworten unmöglich sind.

Wie es kein guter Arzt wagen würde, allein auf Grund tele-
fonischer Auskünfte eine definitive Diagnose zu stellen, wird
auch kein Historiker oder Bakteriologe mit letzter Sicherheit
behaupten können, daß es sich bei der *Justinianischen Pest* des
6. Jahrhunderts oder dem *Schwarzen Tod*, der Europa zwischen
1347 und 1352 heimsuchte, um eine wirkliche Pest handelte. Vor
allem in den USA (Cohn) sowie in Deutschland (Vasold) kam
es hier jüngst zu phantasiereichen Debatten. Zuweilen wurde
dabei ein sonst unter Geisteswissenschaftlern eher verpönter
Objektivismus des «nachträglichen naturwissenschaftlichen Wis-
sens» beschworen. Umstrittene Ergebnisse von Biologen oder
Bakteriologen, die sich nebenher mit historischen Fragen beschäftigten, wurden als naturwissenschaftliche Fakten gewer-
tet und dazu benützt, traditionelle, aber mindestens ebenso
plausible Erklärungen zu «widerlegen». Jüngst wurde auch die
These vertreten, in der Antike, möglicherweise in Mesopotamien,
seien einige Seuchen durch inzwischen ausgestorbene Viren verursacht worden, die eine Mutierung eines bestimmten Gen-
Eiweißes (CCR_5) bewirkt hätten, das zur Immunisierung gegen
die «Pest» führte und – durch genetische Weitergabe – heute vor
einer Aidsinfektion schützen soll (Duncan).

In Wirklichkeit erscheint die *retrospektive Pestdiagnostik*,
die von den ärztlichen Positivisten des 19. Jahrhunderts favori-
siert und von einigen Seuchenhistorikern wieder aufgenommen
wurde, reichlich akademisch und weit weniger sensationell, als
sie anmutet. Faszinierend an der Geschichte der Pest waren in
Wirklichkeit stets – bereits die Quellenforschungen des 19. und
frühen 20. Jahrhunderts belegen dies – deren soziale, politische
und psychologische Implikationen sowie, ungeachtet einiger
seit Thukydides tradierter Topoi, die dramatischen Alltagsbe-
schreibungen. Daß von der Antike bis zur frühen Neuzeit möglicherweise auch Pocken, Typhus, Malaria, Dengue-Fieber und
andere Seuchen als «Pest» umschrieben wurden, ist schon deshalb wahrscheinlich, weil sich die finalen Krankheitsbilder, z. B.
Bluthusten, rasche Gewichtsreduktion, Benommenheit, Durch-
fälle, Geschwüre und Augenentzündungen, häufig glichen. Der
Zusammenbruch der körpereigenen Immunabwehr rief jeden-

falls eine mehr oder weniger einheitliche Symptomatik hervor, die rasch zum Tode führte. Auch schwächte die Pest die Menschen derart, daß sich, während sie grassierte, leicht andere Krankheiten ausbreiten konnten. Lymphknotenschwellungen mögen ferner als «Pestbeulen» mißgedeutet worden sein, ebenso «dunkle Flecken» und Unterblutungen der Haut. Freilich sollte die Empirie der alten Ärzte nicht unterschätzt werden. Ihre therapeutische Effektivität war, wie schon Petrarca, einer der wichtigsten literarischen Zeugen der spätmittelalterlichen Pest, kritisierte, minimal, ihr diagnostischer Blick allerdings beachtlich. Ihnen zu unterstellen, sie hätten Seuchen nicht einmal grob unterscheiden können, erscheint kühn. Dies schließt nicht aus, daß zuweilen, nicht weniger als heute, fundamentale Fehldiagnosen gestellt wurden (Rodenwaldt).

Der Verführbarkeit durch die retrospektive Diagnostik steht allerdings die nicht minder problematische *diagnostische Relativierung* gegenüber. Die Lektüre vieler Seuchenchroniken vom Spätmittelalter bis zur frühen Neuzeit läßt nämlich nach wie vor vermuten, daß hier doch jene «Geißel Gottes» thematisiert wird, deren Erreger Alexandre Yersin 1894 in Hongkong entdeckte und die sich im praktischen Epidemiealltag durch die Symptome der *Lungen–* wie der *Beulen*pest auszeichnete. In Deutschland kommt vor allem Dinges und Schlich das Verdienst zu, die Debatte um historische Seuchen neu eröffnet zu haben, nachdem sie bereits in den Siebziger- und Achtzigerjahren durch Bulst und andere vorbereitet worden war. Zahlreiche in den letzten Jahren erschienene Sammel- und Tagungsbände (Dinges/Schlich 1995, French 1998, Ulbricht 2004, Meier 2005) sowie einige Monographien (Bergdolt 1994, Naphy/Spider 2002, Cohn 2002, Vasold 2003, Benedictow 2004) belegen das zunehmende Interesse am Thema. Unter dem Einfluß sozialhistorischer Diskurse wurden die Defizite bisheriger Forschungen herausgestellt, etwa im Hinblick auf die inzwischen stark aufgearbeitete Patientensicht bzw. das subjektive Erleben von Krankheiten (Stolberg) oder die faszinierende Interaktion von «Seuchen und Gesellschaft» (Ulbricht). Nicht alle Ergebnisse der sozialhistorisch akzentuierten Pestforschung waren, vergleicht man sie mit

älteren Arbeiten, wirklich sensationell. Häufig wurden nur (was
allerdings gutes Recht des Historikers ist!) altbekannte Doku-
mente neu interpretiert und gewichtet. Einige Autoren zogen
dabei die Forschungsqualität der bisher praktizierten Seuchengeschichte überhaupt in Zweifel. Sie war – und hier setzte die
Kritik an – bis in die Siebzigerjahre des vergangenen Jahrhunderts mehrheitlich von der fast mystischen Vorstellung eines
progredienten Fortschritts der medizinischen Erkenntnisse getragen, der sich gerade in der Seuchenbekämpfung manifestiert
habe. Daß in der Pestgeschichte andererseits gerade auch Ärzte
– man denke an Rodenwaldts großartige Venedig-Studie! –
hervorragende Quellenforschungen präsentiert hatten, wurde
übersehen. Die Skepsis gegenüber medizinisch ausgebildeten
Seuchenhistorikern, die man als in der Geschichtswissenschaft
dilettierende Laien betrachtete, verband sich nicht selten mit
der Kritik an professionellen Heilern und Ärzten, die sich seit
der Aufklärung einen erstaunlichen gesellschaftlichen und politischen Einfluß gesichert hatten. Dinges entwarf in diesem
Zusammenhang ein interessantes «sozialhistorisches» Modell
der Seucheninterpretation, das sich auf vier Säulen stützte: den
Kranken, die inhomogene (wenn auch von Ärzten dominierte)
Gruppe der Heiler, die Obrigkeit und schließlich bestimmte gesellschaftliche Fraktionen wie «Industrie» oder «Vereine», die
sich im Katastrophenalltag durch eine bestimmte Interessenlage
auszeichneten. Diese Gruppen schufen mit ihren jeweiligen Dis-
kursen und Praktiken eine Vielfalt von Beziehungen und Gewich-
tungen, die den individuellen wie gesellschaftlichen Umgang mit
den Seuchen prägten. Letztere wurden damit erneut als soziale
Konstruktionen aufgefaßt.

Eine allzu kritiklose Einschätzung eigener Methodiken und
Paradigmen legte bei einigen Autoren allerdings die Frage nahe,
ob die bei anderen kritisierte Sichtweise historischer Seuchen-
katastrophen, etwa auf Grund heute obsoleter Diskurspräferen-
zen, nicht durch neue, nicht weniger rigide Paradigmen ersetzt
wurden, die das Geschehen der Vergangenheit dem sozial- bzw.
«kulturhistorischen» Paradigma – und hier besonders dem Geschichtsbild Foucaults – unterwerfen sollten (hierzu kritisch

z. B. Wehler). Andererseits erhielt die Seuchenforschung, wie erwähnt, durch die neuen Ansätze wichtige Impulse, die bisher übersehene Aspekte in den Mittelpunkt rückten. Fragen nach der Effizienz der Behörden, die Praxis der Exekutivgewalt, die Abhängigkeit der Gefährdung von Rang und Stand, die Rolle der Stadtärzte und Chronisten, die bereits 1348 zu beobachtende überlegene Empirie der Behörden gegenüber der an der galenischen Miasmentheorie festhaltenden Ärzteschaft, die Reaktionen der gesellschaftlichen Gruppen (z. B. Gilden, Orden, Kirchen) auf die Gefahr, aber auch das Phänomen individueller wie kollektiver Angst sowie die religiösen, psychologischen und vor allem sozialen Begleiterscheinungen wurden neu akzentuiert. Erstmals gab es in größerer Zahl *systematische* Untersuchungen, wie sie zuvor nur vereinzelt, etwa durch Biraben (1975), durchgeführt wurden. Vor allem aber wurden zahlreiche *regionale* Analysen in Angriff genommen, deren Ergebnisse das breite Bild des Pestalltags um interessante Facetten bereicherten (Jankrift, Schluchtmann, Höhl, Guerrini, Schlenkrich, Boyens u. a.). Pesthospize, Lazarette und Quarantänestationen, bisher vor allem in Italien erforscht, wurden nun auch am Beispiel deutscher Kommunen untersucht (Ulbricht). Bemerkenswert erscheinen auch Studien, welche das unterschiedliche Schicksal von Männern und Frauen herausstellen (Härtel).

Schließlich wurde in der jüngeren Pestforschung sogar das «Ende eines Mythos» beschworen. Erst die Katastrophe des Dreißigjährigen Kriegs habe in Europa, so die kühne These, einen *Pestmythos* geschaffen, d. h. dem Schwarzen Tod das Image einer besonders grausamen Seuche verliehen. Vor allem die Deutschen hätten die traumatische Kriegserfahrung mit zeitgleichen Pestseuchen assoziiert und auf frühere Epidemien übertragen. *Nachträglich* sei hierdurch die mittelalterliche Pest «zur tödlichsten aller Seuchen» geworden (Vasold). Tatsächlich suchte der Schwarze Tod allein zwischen 1625 und 1635 zahllose deutsche Städte, z. B. Nördlingen, Augsburg, Nürnberg, Bamberg, Rothenburg, Kulmbach oder Straßburg heim, doch dürften allein die aus Italien überlieferten Quellen des 14. Jahrhunderts ausreichen, die *damalige* Ausnahmesituation ausreichend zu belegen (Bergdolt 1989).

Unter Hinweis auf die im 19. Jahrhundert beobachtete *relative* Ansteckungsgefahr und *langsame* Ausbreitung einiger asiatischer Pestseuchen wurden auch jene Epidemien vom Spätmittelalter bis zur frühen Neuzeit in Frage gestellt, deren hohe Infektiosität und *rasche* Ausbreitung von den Zeitgenossen be-zeugt ist. Die naheliegende Vermutung, daß der Pesterreger inzwischen mutiert haben könnte (niemand wird ernsthaft behaupten können, daß die Aggressivität so gefährlicher Erreger über viele Jahrhunderte identisch geblieben sein kann!), spielte in dieser Diskussion kaum eine Rolle. Die naturwissenschaftliche Erfahrung, daß sich auch Bakterien, um zu überleben, ihren wechselnden Umweltbedingungen anpassen, wurde ausgeblendet. Gerade die Mutierung des Pestbazillus (Yersinia pestis) wäre ein plausibler Grund dafür, daß die Infektiosität der Pest in Europa seit dem frühen 18. Jahrhundert zurückging und die wenigen seit dem Zweiten Weltkrieg hier und da nachweisbaren Fälle ohne Schwierigkeiten antibiotisch behandelt werden konnten. 1993 fielen ihr in der indischen Millionenstadt Surat, wo Tausende erkrankten, bekanntlich nur wenige hundert (!) Menschen zum Opfer. Der Erreger konnte eindeutig identifiziert werden. Im Spätmittelalter und in der frühen Neuzeit wäre ein solch milder Verlauf undenkbar gewesen.

Dennoch ist zuzugeben, daß in der Seuchengeschichte viele Fragen offen bleiben. Manchem Forscher wurde dabei, von fragwürdigen, teilweise schon im 19. Jahrhundert erstellten Statistiken abgesehen, der selektive Vergleich zur Falle. So wird in italienischen Chroniken des 14. Jahrhunderts nicht nur über rasche, sondern auch über sehr langsame Ausbreitungen der Pest (sie scheint demnach eher über die Alpen *gekrochen* zu sein!) berichtet. Die in einigen Quellen erwähnte «blitzschnelle» Verbreitung entlang den levantinischen Seefahrtslinien, die durch den spezifischen Übertragungsmodus der Lungenpest ohne weiteres erklärbar erscheint (s. S. 17), kann somit keinesfalls verallgemeinert werden. Andererseits kam es am Ende des 19. Jahrhunderts in China und Indien auch zu dramatisch verlaufenden

Seuchen mit extrem *rascher* Ausbreitung, die Millionen (!) von Opfern forderten und – bis hin zur Ausbreitung der Pest durch Schiffe – verblüffende Parallelen zum europäischen Spätmittelalter aufwiesen.

Häufig wurde auch übersehen, daß die *Beulen*pest wie die besonders infektiöse, durch Tröpfcheninfektion übertragene *Lungen*pest Manifestationsformen derselben Krankheit darstellen. Im praktischen Alltag konnte es *de facto* keine Beulenpestepidemie ohne einzelne Fälle von Lungenpest geben! Es erklärt gerade die aggressiven Pestformen des 14. bis 16. Jahrhunderts, daß viele zunächst – infolge eines Flohbisses – an der Beulenpest erkrankten, diese dann aber, falls ihr «Abwehrsystem» versagte oder die Betroffenen durch ihr Alter oder bestimmte Erkrankungen geschwächt waren, mittels Tröpfcheninfektion als Lungenpest weitergegeben wurde. Waren die Lungenbläschen zerstört, wurde der Erreger durch Sprechen, ja bloße Ausatmung auf andere Menschen übertragen. Die Pest konnte somit auch ohne die Mitwirkung von Flöhen verbreitet werden. Die Opfer einer solchen «primären Lungenpest» hatten eine Lebenserwartung von 24 bis 36 Stunden. Boccaccio berichtete, in Florenz hätten junge, gesunde Leute festlich gespeist, «um sich 24 Stunden später im Kreis ihrer Vorfahren zu treffen»! 1354 gestand ein italienischer Chronist, sein Arzt habe ihn, als er akut an der Seuche erkrankt war, zur Ader gelassen: «Das Blut, das herauslief, spritzte ihm ins Gesicht. Und am gleichen Tag wurde er krank und starb am folgenden». Solche Berichte lassen vermuten, daß es sich 1348 doch um die echte Pest handelte. Ein zeitgenössischer Florentiner Autor hatte dabei richtig beobachtet, daß «keiner, der Blut spuckte, überlebte». Michele da Piazza, Autor einer sizilianischen Chronik, erklärte nach 1348 die Lungenpest mit den üblichen Argumenten der galenischen Schulmedizin: «Was ausgespuckt wurde, kam aus der infizierten Lunge zur Kehle herauf und versetzte den ganzen Körper in Fäulnis» (Bergdolt 1989). Am konkretesten beschrieb 1365 der päpstliche Chirurg Guy de Chauliac die beiden Varianten der Pest. Die eine war «durch anhaltendes Fieber und Blutspucken gekennzeichnet», während sich bei der zweiten «Pusteln und

Beulen auf der Haut entwickelten, besonders unter den Achseln
und in der Leistengegend».

Schließlich wurde die Diagnose *Pest* für das 14. Jahrhundert
auch deshalb in Frage gestellt, weil Ratten, die nach heutigem
Wissenschaftsstand als «klassische» Träger des Pestflohs gelten
(vgl. S. 113), im Spätmittelalter kaum erwähnt werden. Hält
man an der Diagnose fest, müßten, so die These, bis zur frühen
Neuzeit eher *Menschenflöhe* die Überträger gewesen sein. Es
scheint schwierig, dies zu bestätigen oder zu widerlegen. Immerhin werden Ratten und Nager, vom alttestamentarischen Bericht
einmal abgesehen, zumindest im 15. Jahrhundert in einem Straß-
burger Pesthaus und im 16. Jahrhundert im Alltag einer Epidemie in Sizilien beschrieben (Freller), wobei in Venedig, Mailand
oder Messina niemand daran zweifelte, daß es sich um eben
jene Pest handelte, die Europa schon seit zwei Jahrhunderten
heimgesucht hatte. Klinische Symptome und behördliche Reaktionen waren offensichtlich identisch geblieben! Viele neuzeit-
liche Chroniken nahmen sogar explizit auf ältere Seuchen Be-
zug. Im täglichen Leben des 14. bis 18. Jahrhundert dürften tote
Ratten und Mäuse im übrigen auch *ohne* die Pest zum Alltag
gehört haben, was ihre Einschätzung als Kriterium einer Epidemie natürlich schwierig macht. Daß die Mediziner, wie manche
behaupten, in der frühen Neuzeit die Pest erfolgreicher behandelt haben sollen als im Spätmittelalter (Cohn), muß bezweifelt
werden. Manche «Siegesmeldung» mag eher Wichtigtuerei gewesen sein. Für Aufschneiderei und ärztliche Selbstüberschätzung
gibt es seit dem 14. Jahrhundert jedenfalls genug Beispiele.

Die Akzentuierung objektiver oder vermeintlicher Unterschiede der Pestseuchen des Mittelalters und des 19. Jahrhunderts
lenkt zudem von der Tatsache ab, daß sehr viele und höchst verschiedene Faktoren in Europa zur Reduzierung der Infektionsgefahr führten. Neben der schon erwähnten Mutierung des Pest-
erregers wäre hier vor allem an die seit etwa 1600 in Europa zu
beobachtende Ersetzung der Hausratte (Rattus Rattus) durch die
Wanderratte (Rattus Norvegicus) zu denken, was sich seuchen-
prophylaktisch positiv auswirkte. Zu Recht bemerkten die französischen Seuchenforscher Ruffié und Sournia, daß sich auch

der Mensch im Verlauf der Geschichte gegen Seuchen wapp-
nete: «Mehr als jedes andere Lebewesen hat er die Möglichkeit,
sein Milieu seinen speziellen Bedürfnissen anzupassen, und um
der Pest zu trotzen, kann er entweder den Bazillus selbst oder
die Tiere, die ihn transportieren, also den Floh und die Ratte
bekämpfen, ferner die Übertragung von Mensch zu Mensch
verhindern und schließlich seine eigene Empfänglichkeit verän-
dern». Auch wenn die Pest des 19. Jahrhunderts in Europa weniger aggressiv war als frühere Epidemien, wäre dies somit kein
Beweis dafür, daß es sich beim Schwarzen Tod des Spätmittelalters um eine andere Seuche handelte.

Oft gingen der Pest auch, wie sich bereits 1348 zeigen läßt,
Unwetter, Mißernten und Ernährungskrisen voraus, etwa infolge von Regenperioden, die den Salzgewinn durch Meerwas-
serverdunstung gefährdeten, was wiederum das Pökeln bzw.
«Konservieren» von Fleisch verhinderte. Durch den resultieren-
den Eiweißmangel entwickelte sich in solchen Zeiten eine besondere Infektanfälligkeit, da die Antikörperbildung gehemmt
wurde. In Florenz sollen bereits 1339/40, also acht Jahre vor
der großen Pest, 15000 der über 100000 geschätzten Einwohner
einer unbekannten Seuche erlegen sein. Ungeachtet der vermut-
lich übertreibenden Zahlenrhetorik scheinen somit die Voraussetzungen für eine neue Epidemie in der Toskana besonders
günstig gewesen zu sein. Fragen der Ernährung und des Klimas
spielten in der Seuchenforschung bisher kaum eine Rolle. Daß
der englische Geistliche Thomas Malthus (1766–1834) der Pest
wie auch bestimmten Kriegen, Hungersnöten oder Naturkatastrophen eine die Bevölkerungsexplosion korrigierende Wirkung
zuschrieb (er ging auf Grund demographisch-historischer Untersuchungen davon aus, daß das zum Ackerbau verfügbare Land
wie die für Menschen notwendigen Ressourcen von Natur aus
beschränkt sind und, sobald eine bestimmte Bevölkerungszahl
überschritten wird, regulierende Katastrophen unvermeidlich
werden), sei hier nur erwähnt. Immerhin hatte seine positivisti-
sche, scheinbar durch Statistiken abgesicherte These auf die
Seuchenlehre bzw. Seuchengeschichtsforschung des 19. Jahrhunderts einen nicht unbedeutenden Einfluß.

Seuchen im Altertum

Aus den Seuchenbeschreibungen der Antike lassen sich, ungeachtet ihrer z. T. hohen literarischen Qualitäten (Thukydides, Lukrez), kaum sichere Diagnosen ableiten. Viele Epidemien werden, wie etwa im babylonischen Gilgamesch-Epos, nur vage erwähnt. Während einige Berichte – darunter der literarisch und psychologisch bedeutendste, den der Athener Historiker Thukydides verfaßte – immer wieder paraphrasiert, ja mehr oder weniger kopiert wurden, blieben andere, etwa die des römischen Schriftstellers und Naturforschers Lukrez (97–55 v. Chr.) fast unbekannt. Lukrez sah im typischen Ablauf des Seuchenalltags, den er in seinem Lehrgedicht *De natura rerum* skizzierte, einen Beweis für die Gültigkeit seiner von Demokrit abgeleiteten Atomlehre. Einerseits erhalten Atome das Leben, «aber es schwirren auch viele umher, die Tod und Krankheit schaffen». Ihre unheilvolle «Zusammenrottung» schafft jenen «krankmachenden Pesthauch», von dem bereits die Hippokratiker berichtet hatten. Für Lukrez und seine Zeitgenossen, etwa den Historiker Diodorus Siculus, aber auch für Vergil, Livius, Lukan sowie den Biographen und Geschichtsschreiber Plutarch, die eine oder zwei Generationen später schrieben, galt die Schilderung der Athener Katastrophe von 429 v. Chr. als Prototyp eines literarischen Seuchenbildes überhaupt. Hippokrates wurde für seinen Zeitgenossen Thukydides zum Vorbild der Ärzte, während dieser von zahlreichen späteren Dramatikern, Schriftstellern und Historiographen, die sich mit der Pest beschäftigten, imitiert wurde. Doch setzen einige von ihnen durchaus neue Akzente.

Bereits Lukrez schrieb aus einer beachtlichen zeitlichen Distanz zum Geschehen in Athen. In kühlen Versen werden Alltagsbilder und Bestattungsbräuche in Erinnerung gebracht, welche die Bevölkerung verzweifeln ließen («Aneinandergepfercht lag da im Innern der Hütte Körper an Körper»). Prokop und Boccaccio, die sich ebenfalls auf Thukydides bezogen, beschrieben später ähnliche Phänomene. Auch die von dem Athener bezeugte Massenflucht in die Stadt, welche der Pest vorausging und ihre Ausbreitung begünstigte, ist für den Römer ein wichtiges Motiv. Durch den Rückgriff in die Geschichte versuchte er, sein philosophisch-naturwissenschaftliches Konzept literarisch zu erhöhen. Die Seuche vergiftet, so Hippokrates *und* Lukrez, Menschen und Tiere durch «verpestete» Miasmen, welche durch die Atmung in den Körper eindringen und die inneren Organe faulen lassen. Die Lüfte können durch atmosphärische Störungen, aber auch infolge von Ausdünstungen der Erde verderben, weshalb auch schon früh zwischen Erdbeben (und den damit assoziierten Öffnungen von Erdspalten) und Pestseuchen ein Zusammenhang vermutet wurde. Auch stehende Gewässer, Tümpel, träg fließende Flußarme und Zisternen galten als gefährliche Miasmenquellen.

Selbst der Atomist Lukrez sprach so – in uralter Tradition – von einem *Pesthauch*, der Attika in ein «Leichengefilde» verwandelt habe. Eine Hoffnung auf Rettung ist so gut wie ausgeschlossen. Die Pest gilt als natürliches, schicksalhaftes Geschehen. Auch von den Göttern ist keine Hilfe zu erwarten. Angst und Panik der Opfer werden minutiös geschildert. Vor allem mag die Atomtheorie des Lukrez Vorstellungen beflügelt haben, daß eine ungünstige Konstellation der kleinsten materiellen Teile (*primordia, corpora prima, semina rerum, materies*), welche die Grundstrukturen der Welt darstellen, zu Gefahren aller Art, zu Krankheiten, Epidemien, Erdbeben, zu Sonnenfinsternis, Unfällen sowie dem Tod des Einzelnen wie Unzähliger – und damit eben auch der Pest – führen kann. Was die Welt zusammenhält, gefährdet sie gleichzeitig! Ordnung und Unordnung sind zwei Seiten einer Medaille. Seuchen schienen deshalb zum natürlichen Lauf der Geschichte zu gehören. Wohlbefinden im Kleinen und Großen, d.h. individuelle Gesundheit und kollektiver Frieden, haben dabei, bedingt durch die Konstellation der Atome, durchaus etwas mit der hippokratischen *Ausgewogenheit (eukrasia)* zu tun, freilich weniger der Körpersäfte oder Elemente, sondern der kleinsten, «unteilbaren» Teile der Lebewesen.

Die meisten Seuchenbeschreibungen der Antike thematisieren solche Fragen allerdings nur am Rande. Die *Viersäftelehre* bzw. *Humoralpathologie* (vgl. S. 27 f. !) wurde eher in der medizinischen *Fachliteratur* sowie in *diätetischen* Werken abgehandelt. Doch selbst das hippokratische Schrifttum, das Beschreibungen der Seuchensymptomatik mit Fieber und Drüsenschwellungen enthält, blieb, was die *Begründung* der Pest betraf, erstaunlich unpräzise, ja widersprüchlich. Dies gilt auch für die erwähnte, psychologisch wie stilistisch meisterhafte Darstellung des Thukydides (429 v.Chr.), die den Anfang und Höhepunkt der klassischen antiken Seuchenbeschreibung darstellte. Plötzlicher Beginn, verschwommene Feindbilder, vage Vergiftungstheorien, unbefriedigende ärztliche Erklärungen, die Einmaligkeit der Bedrohung, die aller Erfahrung spottet, das Fehlen nachhaltiger, effektiver Therapien, der Zusammenbruch des sozialen Lebens, die mehr oder weniger identische Gefährdung aller Schichten, ein abgestumpftes soziales Gewissen und Schamgefühl, die Lockerung familiärer und verwandtschaftlicher Bande, verstärkte soziale Probleme, der Zweifel an der göttlichen Gerechtigkeit, aber auch das Gefühl, Götter hätten diese Strafe geschickt, ferner Kriminalität, Genußsucht, mangelnde Zukunftsplanung, der Verlust der staatlichen Autorität und andere Topoi der Pestbeschreibung werden hier erstmals erwähnt. Die wohl berühmteste Passage der *Geschichte des Peloponnesischen Krieges* besticht durch eine glänzende Beobachtungsgabe. Für den Autor war die Pest eine reale Gefahr, doch gleichzeitig auch von hoher politischer wie psychologischer Symbolik. Sie signalisierte den beginnenden Niedergang der politischen und kulturellen Macht Athens. Ihr Alltag glich einer Tragödie:

«Die einen starben infolge mangelnder Pflege, andere trotz aufopfernder Fürsorge. Man fand auch erwiesenermaßen kein einziges Heilmittel, dessen Anwendung sichere Hilfe versprochen hätte. Was dem einen genützt hatte, schadete dem anderen. Was die körperliche Beschaffenheit betrifft, so unterschied sich bei dieser Krankheit der Starke in nichts vom Schwachen. Alle raffte sie hinweg, auch diejenigen, welche sich mit großer Sorgfalt pflegen ließen. Das Furchtbarste an dem ganzen Übel aber war die Mutlosigkeit, sobald sich einer krank fühlte. Denn man überließ sich gleich der Verzweiflung, gab sich vollends auf und leistete keinen Widerstand. Daß sich einer bei der Pflege des anderen ansteckte und alle wie das Vieh dahinstarben, war die Ursache des Massentods. Denn entweder vermied man es aus Angst, einander zu besuchen. In diesem Fall kamen viele verlassen um und zahlreiche Häuser starben ganz aus, weil keine Pflegeperson da war. Besuchten sich die Menschen aber gegenseitig, holten sie sich den Tod, besonders diejenigen, die sich noch hilfsbereit zeigten. Aus Scham schonten sie sich nicht und besuchten ihre Freunde, während andererseits selbst Verwandte gegen das Jammern der Sterbenden abstumpften, überwältigt von der Größe des Leids. Mehr Mitleid hatten die Geretteten mit den Sterbenden und Leidenden, weil sie alles bereits kannten und selbst nun in Sicherheit waren. Denn die Seuche befiel dieselbe Person kein zweites Mal, zumindest nicht mit tödlichem Ausgang. Sie wurden glücklich gepriesen von den anderen und hegten auch, in der übergroßen Freude des Augenblicks, für alle Zukunft die unbeschwerte Hoffnung, es könnte ihnen auch eine andere Krankheit nicht mehr den Tod bringen. Zu aller Not brachte die Menschen das Zusammenströmen der Leute vom Land in die Stadt in noch größere Bedrängnis, vor allem die Neuankömmlinge. Da nämlich nicht genug Häuser da waren und sie den Sommer in stikkig-heißen Häusern zubringen mußten, starben sie in wüstem Durcheinander: Tote und Sterbende lagen übereinander, halbtot wälzten sie sich auf den Straßen und bei allen Brunnen, in wildem Verlangen nach Wasser. Die Tempel, in denen sie hausten, waren gefüllt mit den Leichen der dort Verstorbenen. Völlig vom Leid überwältigt und ratlos, was aus ihnen werden sollte, kümmerten sie sich nicht mehr um göttliches und menschliches Gebot. Alle Bräuche, an die sie sich früher bei Begräbnissen gehalten hatten, wurden in der allgemeinen Verwirrung erschüttert. Jeder begrub, wie er konnte. Viele kamen zu einer ganz schamlosen Art der Bestattung aus Mangel am Nötigsten, da schon so viele voraus gestorben waren. Auf einen fremden Scheiterhaufen legte man die Toten, bevor noch die, die ihn aufgeschichtet hatten, dazukamen, und zündeten ihn an. Andere warfen die Leiche, die sie trugen, auf eine schon brennende und gingen fort. Auch sonst war die Pest für Athen der Anfang der Sittenlosigkeit. Man erdreistete sich jetzt mancher Taten, an die man vorher nur im Geheimen gedacht hatte, da man den raschen Übergang von den Reichen, die plötzlich starben, zu den früheren Besitzlosen sah, die nun mit einem Mal deren Hab und Gut besaßen. So hielten sie es für richtig, das Angenehme möglichst rasch und lustvoll zu genießen, da ihnen ja Leben und Geld in gleicher Weise nur für einen Tag gegeben schien … Genuß für einen Augenblick und alles, was dem

diente, galt als schön und nützlich. Weder Götterfurcht noch Men-
schensatzung hielt sie in Schranken, denn einerseits hielt man es für
gleichgültig, ob man fromm sei oder nicht, da man alle ohne Unterschied
dahinsterben sah, und andererseits glaubte niemand, für seine Vergehen
eine Gerichtsverhandlung oder eine Strafe zu erleben …».

Massenpsychosen und unkontrollierbare Reaktionen zu Seuchenzeiten bildeten seit Thukydides ein häufig beschriebenes
Phänomen. Allerdings wurde auch von Betroffenen berichtet,
die erstaunlich kühl und überlegt reagierten. Die Pest hatte
für Thukydides eine politische und moralische Signalwirkung.
Anomia (Gesetzlosigkeit) und *athymia* (Mutlosigkeit) waren
ihre Folge. Perikles, Athens überragender Staatsmann und Stra-
tege, starb bevor die Seuche erlosch, die auch das Athener Heer
und damit die Verteidigungsbereitschaft der Stadt reduzierte.
Einige erwähnte Symptome wie das Hitzegefühl und die Lin-
derung der Beschwerden durch kühles Wasser erschienen späteren Forschern als plausible Hinweise auf die Pocken. Allerdings
kommen, läßt man sich auf das Abenteuer der späten Diagnostik
doch einmal ein, auch Typhus, Dengue-Fieber, Gelbfieber und
die Masern, ja selbst eine Art Ebola-Virus in Betracht. Naturgemäß kann es hier keine sichere Aussage geben (Schmitz). Thukydides selbst hätte wohl *alle* diese Seuchen als «Pest» *(loimós)*
bezeichnet.

Die therapeutischen Mittel, welche die antike Medizin angesichts des Massensterbens anbot, waren ungeachtet eines groß-
artigen Theoriegebäudes (vgl. S. 27 f.) kümmerlich. Der berühmte Rat Galens (2. Jh. n. Chr.), schnell und weit zu fliehen, blieb
bis ins Mittelalter sprichwörtlich (der große Arzt hatte selbst
Rom im Jahr 166 verlassen). Hierfür sprachen die Alltagserfahrung wie das humoralpathologische Pestmodell. Galen war
Zeuge der von Cassius Dio – wie es scheint wiederum nach dem
Vorbild des Thukydides – beschriebenen *Antoninischen Pest*.
Wie einst in Athen handelte es sich wohl nicht um eine wirkliche
Pest, sondern wahrscheinlich um die Pocken. In Rom sollen täg-
lich 2000 Menschen gestorben sein. 15 Jahre wütete die Seuche
von Kleinasien und Ägypten bis Spanien, von Italien bis zum
Rhein. Unzählige Legionäre, aber auch der Kaiser Marc Aurel

fielen ihr zum Opfer. In vielen Städten wurden mangels Kandidaten die Bedingungen für öffentliche Ämter erleichtert. In einem 1992 gefundenen Mitgliederverzeichnis der Provinzgemeinde Virunum (im heutigen Österreich), die dem Mithras-Kult anhing, waren dagegen nur 5 von 34 Mitgliedern mit einem Theta (für *Thanatos*, Tod) gekennzeichnet.

Die wahren Opferzahlen solcher Seuchen sind schwer zu eruieren, «Hochrechnungen» im Stil der Epidemiologen erscheinen gewagt. Gegen die erwähnte Diagnose *Pocken* könnte sprechen, daß die Seuche über Jahre endemisch blieb und, wie später die Pest, an verschiedenen Orten aufflackerte, gegen die *Pest*, daß eindeutige Syndrome fehlten, ja selbst unspezifischere Zeichen wie Beulen bzw. Drüsenschwellungen unerwähnt blieben. Welche Seuche auch vorlag, Apollon und zahlreiche Heilgötter, darunter sein Sohn Asklepios, boten sich den Zeitgenossen als Zuflucht an. Vielen erschien es mehr als plausibel, daß der *Vertilger der Mäuse* («Smintheus») die Pest beenden konnte, aber auch, wie es in der Ilias beschrieben worden war, durch Pfeilschüsse zuteilte. Wer Gesundheit nehmen konnte, so die plausible Logik, war auch in der Lage sie zu geben! Als der Athener Pest Erdbeben und Unwetter folgten, gelobte man, auf der Insel Delos weder Geburten noch Bestattungen zuzulassen und sich so Apollon gewogen zu machen (Schmitz).

Weitere Seuchen, deren Natur freilich im dunkeln blieb, sind im Dritten Jahrhundert, etwa unter den Kaisern Alexander Severus (222–235) und Decius (um 250) bezeugt. Sie hatten z. T. erhebliche politische Folgen, da die römischen Heere oft in kritischer Situation geschwächt wurden. Alexander brach so seinen Feldzug gegen die Parther ab, Maximinus Thrax 238 die Belagerung Aquileias. Unter den Kaisern fielen ihr Aurelius Victor, Hostilianus und Claudius Gothicus zum Opfer (Groß-Albenhausen). Im übrigen war man seit der Antike davon überzeugt, daß Seuchen auch absichtlich herbeigeführt werden konnten. Herodot unterstellte dies den Persern vor der Schlacht von Platää (479 v. Chr.). Thukydides berichtet von einem entsprechenden Verdacht, der während der Pest in Athen aufkam, und auch Seneca sprach von einer *pestilentia manufacta* (De ira 2,9).

Immerhin gehörte die Brunnenvergiftung zu den üblichen Mitteln einer kriegerischen Belagerung. In der byzantinischen Epoche (vgl. S. 38 f.), im Spätmittelalter wie im Dreißigjährigen Krieg – man denke an die Belagerung Caffas auf der Krim, die 1347 wegen der Pest abgebrochen wurde, oder an die Situation Nördlingens 1634, als der Terror der kaiserlichen Belagerung vom Elend des Schwarzen Todes noch übertroffen wurde! – beeinflußte die Pest, wie schon bei Thukydides, auch später unzählige Male politische oder militärische Entscheidungen. Verrat, Vergiftungs- und Verschwörungstheorien, Legendenbildung und Propaganda verschärften dabei häufig die psychologische Ausnahmesituation.

Ärzte, Regimina
und das Problem der Autoritäten

Allein aus den ersten Jahren nach 1348 sind etwa 25 von Ärzten verfaßte Pesttraktate überliefert. Bis zum 18. Jahrhundert dürften Hunderte solcher *Regimina* entstanden sein. Ihre Analyse zeigt, daß Seuchen und Epidemien fast ausnahmslos «humoral-pathologisch» erklärt wurden. Die erwähnte, aus der «Vier-Säfte-Lehre» (Schöner) abgeleitete Miasmen-Theorie, die an den Universitäten zum Teil bis ins 18. Jahrhundert gelehrt wurde, führte im Grunde überall zu denselben, regional modifizierten Maßnahmen. Sie stellte ein relativ unkompliziertes, auch für Laien verständliches, durch die antiken Autoritäten geadeltes Erklärungsmodell dar. Ein Überschuß an Hitze und Feuchtigkeit – im Körper wie in der Umwelt – bedeutete demnach für Mensch und Tier Infektionsgefahr. Therapeutisch wie prophylaktisch ließ man deshalb Infizierte, aber auch Gefährdete zur Ader, um mit dem Blut jenen der vier Körpersäfte (Blut, Schleim, gelbe und schwarze Galle) zu reduzieren, dem die Hippokratiker die Eigenschaften *heiß* und *feucht* zugeordnet hatten. Melancholiker, die unter einem Übermaß an *kalter* und *trockener* schwarzer Galle litten, galten folglich, was die Pest anging, als relativ ungefährdet! «Hitze» und «Feuchtigkeit», wo immer sie auftraten und was immer man darunter verstand, prädisponierten demnach zur «Luftverpestung». Eine Sonnenbestrahlung in schwüler Umgebung galt ebenso als infektionsfördernd wie warme Südwinde! Nicht nur die schon genannten Tümpel und Brunnen, sondern auch Modergeruch und exotische Düfte, dazu Leichengestank, Schlachtereien und warme Bäder waren zu meiden. Als erster erließ Kaiser Friedrich II. von Hohenstaufen (13. Jh.) aus seuchenhygienischen Gründen Gesetze zum Schutz von Luft und Wasser (Strothmann). In derselben Absicht ließ der Venezianer Alvise Cornaro zur Mitte des 16. Jahrhunderts das Hinterland seiner Heimatstadt durch Kanalbauten entwässern. Die Beseitigung unzähliger Sümpfe hatte dabei *auch* den Sinn, «die Erde trocken und die Luft gesund» zu machen. Man hatte in dem riesigen Schwemmland, der Vermischung von Süß- und Meerwasser und den stehenden Gewässern am Lagunenrand gefährliche Krankheitsherde vermutet (Bergdolt 1992). Vom Aderlaß und bestimmten Diäten, welche das «heiße und feuchte Blut» reduzieren sollten, abgesehen, empfahlen die Ärzte auch einen Klimawechsel (als Optimum galt natürlich ein kaltes, trockenes Ambiente!). So einleuchtend die Grundidee war, sie konnte zu den bizarrsten Ratschlägen führen. Der Arzt Valescus de Tarenta (gest. 1418) empfahl mäßige Leibesübungen, um die warmen Körpersäfte durch Schweißabsonderung zu reduzieren. Um die Einatmung verpesteter Luft zu verhindern, hatte schon Gentile da Foligno 1348 Sportübungen in geschlossenen Räumen angeraten, wobei sich viele spätere Autoren dieser Meinung anschlossen. Der Tübinger Arzt und Botaniker Leonhart Fuchs (gest. 1566) plädierte dafür, die Gymnastikräume zusätzlich durch Duftstoffe und Räucherung zu reinigen. Anderen galten auch der Geschlechtsverkehr sowie diverse körperliche Anstrengungen als Risikofaktoren, da sie nach Galen die innere Hitze förderten. Nicht nur Geistliche, auch Ärzte sprachen so zur Pestzeit von Schuld und machten eine falsche Lebensführung für die Infektion verantwortlich.

Besonders mußten die Frauen auf der Hut sein. Schwangere und Menstruierende waren nach schulmedizinischer Auffassung nicht nur besonders gefährdet, sondern stellten selbst Gefahrenquellen für Familie und Nachbarn dar. Die «kalte» Natur der Frau schien nicht auszureichen, ihre «feuchte» Komponente, welche die Pest begünstigte, zu neutralisieren. Im weiblichen Körper breitete sich deshalb, so die Überzeugung der Ärzte, das Pestgift schneller und leichter aus, zumal die Frau als psychisch wie physisch labil galt. Selbstverständlich bestimmte auch die gesellschaftlich determinierte Rolle ihr Schicksal mit. Drohte in einer frühneuzeitlichen Stadt die Pest, schickten wohlhabende Männer und öffentliche Amtsträger ihre Ehefrauen und Kinder häufig aufs Land, während sie selbst erst nach Ausbruch der

Seuche nachkamen. Arme Frauen und Tagelöhnerinnen blieben selbstverständlich zurück, allerdings auch z. B. die Frau des Kölner Patriziers Hermann Weinberg, die, als 1553 die Pest drohte, noch ihren Haushalt zu ordnen hatte. Hausfrauliche Pflichten zählten auch in der Familie des Basler Gelehrten Thomas Platter mehr als persönliche Sicherheit. Die Mortalität scheint zu Pest- und Seuchenzeiten, vorsichtigen Schätzungen zufolge, unter Frauen höher als unter Männern gewesen zu sein (Härtel). In alteuropäischer Tradition kam allerdings die Pflege der Infizierten, wurden sie nicht behördlich isoliert, eher Frauen, besonders den Witwen zu, was natürlich ein hohes Risiko bedeutete. Dies galt auch für Nonnen und Ordensangehörige, die sich der Krankenversorgung verschrieben hatten. Ihr vom Gedanken christlicher *Caritas* geprägter Einsatz war bedingungslos. In Venedig, wo man seit dem Spätmittelalter Laguneninseln als zusätzliche Pesthospitäler auswählte und die ansässigen Nonnen und Mönche zur Pflege der Kranken zwang, starben die auf diese Weise rekrutierten Konvente nicht selten aus und mußten nach Abflauen der jeweiligen Epidemie häufig neu begründet werden.

Bis zum 16. Jahrhundert gab es, von unpräzisen Spekulationen der römischen Autoren Varro (1. Jh. v. Chr.) und Columella (1. Jh. n. Chr.) über krankmachende *animalia quaedam minuta* (winzige Tiere) bzw. *bestiolae* (Tierchen), die aus Sümpfen emporstiegen (Leven 2005), sowie einer vagen spätmittelalterlichen Stelle bei De Mussis einmal abgesehen (Bergdolt 1989), keine eindeutigen Hinweise darauf, daß Mikroben die Pest herrufen könnten. Immerhin dachte man bereits *vor* der Erfindung des Mikroskops durch Hans Janssen (1590) über diese Möglichkeit nach. 1546 vermutete so der Veroneser Arzt und Literat Girolamo Fracastoro, kleine *seminaria* (Samentierchen) würden die Krankheit übertragen. In seiner Schrift *Homocentrica* (1538) erwähnte er, daß man durch zwei hintereinander angeordnete Linsen Objekte vergrößert betrachten könne. Es blieb allerdings bis heute umstritten, ob er damit in der Lage war, unter den vielen physiologischen und artifiziellen Korpuskeln, die ein isolierter Blutstropfen enthält, den Pesterreger zu identifizieren.

Fracastoros Spekulation belegte aber auch die Unsicherheit der Schulmedizin. Der Philosoph Bernardino Tomitano stellte zur selben Zeit die Frage, wie es möglich sei, daß bei allgemeiner Luftverpestung, d. h. unter demselben miasmenreichen Himmel, eine Stadt von der Pest verschont bleibe, während eine benachbarte auf das grausamste heimgesucht werde. Dies war eine Kritik am gesamten hippokratischen System. So logisch und berechtigt sie war, die meisten Ärzte und Medizinprofessoren negierten sie. Einige protestantische, meist calvinistische Theologen sahen in der Tatsache, daß schwülen Wetterperioden oft *keine* Pest folgte und häufig Seuchen ausbrachen, *ohne* daß sie humoralpathologisch erklärbar schienen, eine Bestätigung der Prädestinationslehre, daß Gott allein die Pest schicke, wobei er nicht auf die von den Ärzten herausgestellten «naturwissenschaftlichen» Begleitumstände und Bedingungen angewiesen sei (Lang).

Der Vorwurf Tomitanos mußte dennoch beunruhigen. Nach der Theorie der *aria corrotta* hätten sich die Venezianer niemals, wie es seit Jahrhunderten üblich war, auf Laguneninseln retten können, noch wären das seit Ende des 14. Jahrhunderts entwickelte Quarantänesystem und die Zwangsisolierung der manifest Erkrankten auf bestimmten Inseln so erfolgreich gewesen. Seit 1377 gab es in Ragusa (heute Dubrovnik) die Tradition, Reisende, Seeleute und Schiffe, die aus verpesteten Häfen kamen, 30 Tage unter Beobachtung zu stellen, eine Frist, die später (1383) in Marseille auf 40 (italienisch *quaranta*) Tage erweitert und für viele Hafenstädte übernommen wurde. Die Gewohnheit der Quarantäne, d. h. der passageren Isolierung von Reisenden aus infizierten Städten und Häfen, wurde bis ins 19. Jahrhundert beibehalten. Zudem hätte jedermann, dem es gelang, sich von seinen infizierten Mitbürgern abzusondern, nach der ärztlichen Theorie dennoch erkranken müssen, da er – innerhalb derselben Stadt – denselben Miasmen ausgesetzt blieb. Die meisten Mediziner respektierten freilich, allen Zweifeln zum Trotz, das traditionelle Seuchenmodell, wobei allerdings bis zum 17. Jahrhundert – Fracastoros genialer Hinweis blieb die Ausnahme – die technischen Voraussetzungen fehlten, den Erreger der Pest und anderer Seuchen optisch oder auf sonstige Weise zu identifizieren. Während Tomitano seine Skepsis äußerte, erklärte sein angesehener Paduaner Professorenkollege Niccolò Massa die Pest von 1555 als typische Konsequenz einer Luftverdorbenheit, wie sie Galen beschrieben hatte. Noch im 17. Jahrhundert stand Athanasius Kircher mit seiner genialen Idee vom *contagium vivum* weitgehend allein (vgl. S. 82, 116), und selbst 1720 kam es während der Pest von Marseille noch zu einem Streit zwischen der örtlichen Ärzteschaft, die diese These unterstützte, und den Theoretikern der medizinischen Fakultät, die am humoralpathologischen Gedanken festhielten.

Die meisten Ärzte hielten es auch für plausibel, daß die Gestirne Ausbrüche und Verläufe von Seuchen beeinflußten. Seit dem 13. Jahrhundert wurden europäischen Medizinstudenten deshalb neben astronomischen auch astrologische Kenntnisse vermittelt. Vor allem die von Pietro d'Abano begründete Paduaner Schule ragte hier heraus. Ursachen und Prognosen von Epidemien wurden so nicht zuletzt nach dem Sternbild beurteilt. Auffällige astrologische Konstellationen galten freilich als *signa* von Tendenzen oder Gefahren, nicht als *causae* künftiger Ereignisse. Man hatte somit die Möglichkeit, im Interesse der Kranken oder der Kommune Gegenmaßnahmen zu ergreifen. Als 1555 in Padua eine Pest ausbrach, vermißten allerdings kritische Mediziner wie Ludovico Pasini und Andrea Gratiolo die in der Fachliteratur beschriebenen astrologischen Dispositionen. Andererseits war bereits zu Ende des 15. Jahrhunderts dem Dichter Giovanni Battista Susio sowie dem Philosophen Giovanni Pico della Mirandola aufgefallen, daß bei «typischen» Konstellationen die zu erwartende (nach galenischer Auffassung geradezu *zwangsläufige*) Seuche häufig ausgeblieben war (Bergdolt 1992). Der Glaube an die Sterne war, ungeachtet einer astrologiekritischen Bulle Sixtus V. und des Verbots durch das Konzil von Trient, auch unter Klerikern weit verbreitet. Es schien einleuchtend, daß Gott selbst, wie es der Lucca-Codex der Hildegard von Bingen (12. Jh.) oder, noch fast 400 Jahre später, eine Illustration des Syphilis-Traktats des Josef Grünpeck (1496) veranschaulichten, das Firmament in Händen hielt und der Menschheit durch astrologische Zeichen Warnungen zukommen ließ.

Mancher Arzt und mancher Laie mag die Kontagiosität der Pest geahnt haben – die Lehrmeinung sagte nun einmal das Gegenteil. Die Frage drängt sich auf, warum die Stadtregierungen angesichts der Tradition der Hilflosigkeit und Unflexibilität überhaupt medizinische Koryphäen zu Rate zogen. Hierfür gab es mehrere Gründe. Einmal läßt sich das damalige Renommee antiker Autoritäten heute kaum noch ermessen. Zu ihnen gehörten nicht nur Platon und Aristoteles, sondern auch Hippokrates und Galen, die den Nimbus der Medizin begründet hatten und als beste Ärzte aller Zeiten galten. Zunehmend persönlich und beruflich mit der Oberschicht verbunden, versuchten viele Mediziner zudem, im Moment der Gefahr deren Sorgen und Sichtweisen zu teilen und eine durch die Seuche drohende Staatskrise durch harmlosere Diagnosen zu verschleiern. Dieses psychologische Moment ließ sie – im Sinne ihrer Auftraggeber – im Zweifelsfall zu optimistischen Einschätzungen und Prognosen tendieren. Man verabscheute Unruhe und Panik nicht weniger als die Vertreter der Obrigkeit und diskutierte mit diesen das Pro und Contra des Seuchennotstands wie der Diagnose «Pest» überhaupt. Der Staat konnte es sich in dieser Lage andererseits nicht leisten, den Ärztestand, geschweige denn die medizinischen Koryphäen zu übergehen. Vor allem die Universitäten waren den Kommunen seit dem Mittelalter ans Herz gewachsen. Man erkannte früh die Vorteile, den Ruhm und den Image-Gewinn einer Hochschule vor Ort und kultivierte deren Nimbus. So gebot es am Ende die öffentliche Meinung wie das Interesse der Herrschenden, daß die Universität stets Rat wußte, selbst dann, wenn sie damit überfordert war. In den Augen der breiten Öffentlichkeit war das Ansehen der Ärzte in der Regel weitaus geringer – man denke nur an Boccaccios Novellen oder Petrarcas karikierende Kritik. Manche Menschen hegten allerdings eine Art Urvertrauen in die Heilkunst: Im schwäbischen Bietigheim hätte so noch im Pestjahr 1636, wie ein Zeitgenosse voller Überzeugung schrieb, «manches wieder aufkommen können, wann es nicht an Doctorn, Arzneyem und gueter Pflaag so gar gemangelt hätte» (Ulbricht).

Die «offizielle» Respektierung ärztlicher Ratschläge stand

häufig im Gegensatz zum praktischen Vorgehen der *Gesundheitsbehörden*. In der Pestgeschichte läßt sich seit dem 14. Jahrhundert ein zunehmender Einfluß dieser Gremien aufzeigen. Ad hoc
zu Gesundheitskontrolleuren ernannte Laien (seltener Ärzte)
ergriffen in Venedig und einigen toskanischen Städten bereits
1348, in den ersten Wochen der Seuche, energisch Isolierungs-
und Hygienemaßnahmen. Nicht die Theorie der Schulmedizin,
sondern praktische Erfahrung und ein Stück gesunder Menschenverstand bestimmten ihr Vorgehen. In Florenz hatte man
glücklicherweise bereits 1321 die *Statuti sanitari* festgelegt, die
im Seuchenfall die Kontrolle der Lebensmittelbeschaffung, der
Trinkwasserversorgung und der Beerdigung der Toten sowie die
Verteilung von Hilfsämtern regelten, also eine Art Notstands-
gesetzgebung auf dem Gesundheitssektor darstellten. Ähnliche
Gesetze und Gesundheitsbeamte lassen sich bis zum 15. Jahrhundert in den meisten großen europäischen Kommunen nachweisen.

Während die Mailänder Seuchengesetzgebung des Bernabeo
Visconti (1374) einen starken, auf alter Erfahrung aufbauenden
Pragmatismus der Behörden verriet, griffen die Stadtherren in
der Folgezeit immer wieder auch auf ärztliche Ratgeber zurück.
Bernabeo gab so 1378 seinem Leibarzt Cardo den Auftrag, ein
Pestregimen abzufassen. Der berühmte Mediziner erklärte, daß
auch zu Seuchenzeiten das goldene Mittelmaß den besten Schutz
darstelle. Die Ausgewogenheit der berühmten *sex res non natu-
rales*, d. h. ein optimales Verhältnis von Schlafen und Wachen,
Essen und Trinken, Ruhe und Bewegung, Traurigkeit und Fröh-
lichkeit, die Regulierung der Ausscheidung sowie der Sexuali-
tät immunisiere gegen Krankheiten als solche. Der Rat war in
sich logisch, doch gegen die Pest nutzlos. Wenn der Visconti
die öffentlichen Bäder schließen ließ, entsprach dies zwar
Cardos Rat («balneis communibus est abstinendum»), allerdings ebenso den Erfahrungen seiner Behörden. In ähnlicher
Weise wurden immer wieder, etwa 1348 in Paris oder um 1400
in Pavia, Medizinprofessoren zu Gutachten aufgefordert. Vom
König um eine Stellungnahme gebeten, einigte sich so die Medizinische Fakultät von Paris, in Anlehnung an ein älteres Gutachten

des Peruginer Arztes Gentile da Foligno, darauf, daß die Konstellation der drei oberen Planeten Mars, Jupiter und Saturn für
die Katastrophe von 1348 verantwortlich war, ferner eine Ver-
dorbenheit der Luft, welche wie ein fauliger Apfel den anderen
die Organe des Menschen – durch Einatmung oder Konsu-
mierung verdorbener Speisen – zerstöre. Der Aderlaß wurde
ebenso empfohlen wie alte Wundermittel, etwa der Theriak und
Mithridat, die Bibernelle oder der sagenumwobene Bezoarstein
Giangaleazzo Visconti, Bernabeos Nachfolger, reagierte dagegen um 1400 wieder mit militärischer Strenge: Er ließ Mailand
bei den ersten Verdachtsmomenten in Nachbarstädten herme-
tisch abriegeln. Diese Maßnahme zählte, nicht die Theorie der
Luftverpestung, die beidseits der Stadtmauern dieselbe gewesen
sein dürfte. Dabei hatte die Stadt, wie Petrarca versichert hatte,
«eine gesunde Luft und ein angenehmes Klima und sich zudem
für die Masse der Einwohner bis zu dieser Pest ihre Heiterkeit
und Ruhe bewahrt». Dennoch soll sie sich im Pestjahr 1361 in
einen «düsteren, menschenleeren Ort» verwandelt haben. Daß
die Obrigkeiten – man denke nur an die Exekutive, welche Zu-
widerhandlungen gegen die Seuchengesetze zu ahnden hatte –
von den ärztlichen Fluchtempfehlungen nicht begeistert waren,
leuchtet ein. Ein Massenexodus ließ sich mit den spätmittelalterlichen Organisationsmöglichkeiten nicht aufhalten.

Doch kamen auf die Ärzte seit 1348 auch spezifisch ethische
Fragen zu. War es lobens- oder tadelnswert, wenn sie zu Epidemiezeiten den Puls «mit abgewandtem Gesicht» fühlten oder
den Urin «nur von weitem» beurteilten? War es moralisch zu
vertreten, für *einen* das Leben zu riskieren, so daß eventuell
Hunderte auf ärztliche Betreuung verzichten mußten? Obgleich
die Behandlung der Pest – objektiv gesehen – bis zum 18. Jahrhundert kaum effektiv war, stellte sie doch auch ein *psycholo-
gisches* Problem dar. Dankbar wurden so schon im 14. Jahrhundert der Einsatz und Mut vieler Ärzte gerühmt. Wann immer sie
allerdings – von Galen (2. Jh.) über Guy de Chauliac (14. Jh.) bis
zu Thomas Sydenham (17. Jh.) – Fluchtgedanken hegten, führte
dies zur Kritik. Jonathan Goddard (gest. 1675) verteidigte seine
Abreise mit dem verblüffenden Argument, auch die meisten sei-

ner Patienten hätten London verlassen. Falls die Universitäten bzw. Fakultäten zur Pestzeit in andere Städte verlagert wurden (wie z. B. im 16. und 17. Jahrhundert von Heidelberg nach Dilsberg, Eppingen oder Ladenburg), konnte sich ein flüchtender Medizinprofessor auch hierauf berufen. Zu Pestzeiten wurde auch die Frage lauter, ob ein Arzt ein Honorar verdiene, wenn der Patient der Seuche erlegen sei. Immerhin hatte es seit frühchristlicher Zeit – nach dem Vorbild der «Anargyroi» Kosmas und Damian – als Zeugnis christlicher Caritas gegolten, *unentgeltlich* zu behandeln. Nach Tertullian waren die Christen deshalb von den Heiden bewundert worden. Noch Petrarca verspottete Mediziner, die gegen Geld arbeiteten! Man muß freilich daran erinnern, daß die meisten Pestkranken (wie überhaupt Patienten des Spätmittelalters und der frühen Neuzeit) nie einen Arzt zu Gesicht bekamen.

Das Schicksal der Ärzte und Chirurgen hing im Chaos des Seuchenalltags von vielen Faktoren ab. Neben den Notaren und Geistlichen schienen vor allem Chirurgen gefährdet, da sie die Pestbeulen aufzuschneiden und direkten Kontakt mit Blut und Ausscheidungen der Kranken hatten. In der frühen Neuzeit wurden sie deshalb, etwa 1665 in London, äußerlich gekennzeichnet, ja stigmatisiert und – wie etwa die Henker – von vielen gemieden. Allerdings führten, besonders bei prominenten Patienten, auch akademisch ausgebildete Mediziner Aderlässe und Schröpfungen durch. Während der Schweizer Arzt Felix Platter (1536–1614) neun Epidemien überlebte, erlag sein Zeitgenosse, der große Naturforscher Conrad Gesner, der Seuche bereits 49jährig (1565). Sein Schicksal teilten viele Kollegen. Ob die berühmten Schutzanzüge mit Schnabelmasken, die wohl beide trugen – sie enthielten Kräuter, welche die eingeatmete Luft filtrieren sollten –, die Pestflöhe wirklich abhielten, ist zu bezweifeln. Sie könnten sich hier durchaus wohlgefühlt haben. Verständlicherweise fühlte sich mancher Mediziner angesichts der Gefahr eher zum Krisenmanagement berufen, das weniger bedrohlich war und politischen Einfluß versprach. Das ärztlich empfohlene Ausräuchern von Häusern und Straßen wurde bis zum 17. Jahrhundert sowohl prophylaktisch nach Seuchenausbrüchen fast routinemäßig durchgeführt. Ätzende, stinkende Luft schien die Miasmen tatsächlich zu vertreiben. Man hatte vielerorts beobachtet, daß Kürschner und Gerber weniger infektionsanfällig waren als die übrige Bevölkerung. Objektiv schien, so die heutige Sichtweise der Dinge, der Pestfloh penetrant riechende Arbeitsplätze zu meiden. Nach alter Lehrmeinung wurde hier freilich der «Pesthauch» durch stärkere Gerüche neutralisiert. Auch wurde empfohlen, auf warme oder heiße Waschungen zu verzichten, da die Miasmen durch die dadurch erweiterte Hautporen in den Körper gelangen konnten. Diese Empfehlung wurde noch an den meisten Höfen des 18. Jahrhunderts respektiert (Vigarello). Daß Ludwig XIV. sich wenig wusch, dafür aber täglich parfümieren und pudern ließ, entsprach einer Empfehlung seiner Ärzte (vgl. S. 117)!

Schließlich dachten auch medizinische Laien, etwa Geistliche und die Chronisten über die Ursache der Pest nach. Der naturwissenschaftlich-medizinisch gebildete Domherr Konrad von Megenberg (ca. 1309–1374) vermutete ebenfalls, daß die Pest «von dem vergiften Luft» kam, was man «an viel Ding» erkennen könne. In Wien glaubte man allerdings, eine *Pestjungfrau* gesehen zu haben. Erhob sie die Hand, bedeutete dies die Neuerkrankung eines Menschen. Meist flog sie als «blaue Flamme» durch die Luft oder man sah «sie dem Mund von Toten entweichen» (Schlözer). Bereits Prokop hatte bezeugt, in Konstantinopel hätten Dämonen die Sterbenden berührt. Etwas sachlicher war hier die Rappertswiler Chronik des 14. Jahrhunderts, nach der ein Gesunder sterben mußte, sobald er «in die Nähe eines Kranken oder mit dessen Atem oder Ausdünstung oder Kleidung in Kontakt kam». Die meisten Theologen und Philosophen waren wie die Ärzte davon überzeugt, daß Sterbende und unmittelbar Verstorbene giftige Miasmen in die umgebende Luft abgaben.

Die Pest des Justinian

Zahlreiche zeitgenössische Autoren, etwa der Geschichtsschreiber Prokop, der Kirchenhistoriker Evagrios aus Antiochia, der Bischof Johannes von Ephesus, der Rhetor Zacharias, der Jurist und Dichter Agathias von Myrina, oder auch – weit im Westen – der Bischof und Chronist Gregor von Tours schrieben über die «Justinianische Pest», die seit 541 den Mittelmeerraum heimsuchte und bis zum 8. Jahrhundert im Osten wie im Westen endemisch aufflackerte. Obgleich in den meisten Berichten das Vorbild des Thukydides erkennbar war, spricht einiges dafür, daß es sich um die erste wirkliche Pest der europäischen Geschichte handelte. Auf «klassische» Weise verbreitete sich die Epidemie vor allem durch den Schiffsverkehr. Daß ihr Naturkatastrophen wie Unwetter und Erdbeben, dazu merkwürdige astrologische Konstellationen und Kometenerscheinungen vorausgingen, beeindruckte viele Zeitgenossen. Aus heutiger Sicht sprechen besonders die *Symptome* für die Diagnose *Pest*: Prokop beschrieb Beulen in der Leistengegend und unter den Achseln. Wahnsinnsanfälle, Benommenheit, Halluzinationen und Delirien kündigten das Ende an. Durchfall, Augenentzündungen, Hautunterblutungen und Drüsenschwellungen bezeugte auch Evagrius. Prokop unterschied Fälle mit raschem Tod, d.h. innerhalb weniger Stunden, von solchen, wo die Erkrankten erst nach einigen Tagen starben, was eine rein empirische Unterscheidung von Lungen- und Beulenpest bedeutete. Aussicht auf Rettung bestand, wenn eine Pestbeule platzte und sich der infektiöse Inhalt nach außen ergoß. Merkwürdigerweise sollen Ärzte und Pfleger, die sich um die Leidenden kümmerten, seltener infiziert worden sein. Noch 541 scheint die Pest Konstantinopel erreicht zu haben, im Winter 543 Italien, Spanien und Nordafrika, im Norden auch Reims und Trier. Bis heute gibt es in Syrien und der ägyptischen Wüste Ruinen von Dörfern und

Klöstern, die damals verlassen wurden! Nach Evagrius, der fast seine ganze Familie verlor, flohen viele Kranke aufs Land und beschleunigten so die Ausbreitung der Seuche. Während der Kaiser, der die Infektion überlebt hatte, die Pest 544 offiziell für erloschen erklärte (beruhigende Gesten und Worte waren zu Seuchenzeiten der jeweiligen Obrigkeit bis ins 20. Jahrhundert hinein ein besonderes Anliegen, vgl. S. 70–73!), flackerte sie 577 wieder auf und blieb im Mittelmeerraum etwa 200 Jahre endemisch. Gregor von Tours berichtete über die große Zahl von Opfern in Clermont, Lyon, Bourges, Châlons und Dijon (Brandes). Nicht nur geistliche Zeitzeugen waren davon überzeugt, daß Gott die Menschheit strafen wollte. Religiöse und politische Propaganda vermischten sich. Prokop brachte die Katastrophe mit den Fehlern Justinians in Verbindung, während der Kleriker und «Ikonodoule» Theophanes Homologetes, Autor einer *Chronographia*, hinter der Pest von 745 eine göttliche Strafe vermutete, «um den frevelhaften Konstantinos (d. h. den Ikonoklasten Konstantin V. Kopronymos, 741–755) zu züchtigen und ihn von seiner Raserei gegen die heiligen Kirchen und die ehrwürdigen Ikonen abzubringen». Anklagen und Parteinahmen zeichneten viele Chroniken aus. Für die Hauptstadt Konstantinopel, wo die Seuche zunächst vier Monate grassierte, vermeldete Prokop bis zu 10000 «und mehr Opfer» pro Tag. Ungeachtet solcher Übertreibungen waren «Verluste in den Größenordnungen, wie sie die Pest forderte, … im Altertum zuvor nicht bekannt» (Meier). Erstmals etablierte sich auch eine vom Kaiser ernannte Gesundheitsbehörde, die auf dem Höhepunkt der Epidemie für die Organisation der Bestattungen verantwortlich war. Die «Pest des Justinian» hatte im übrigen einschneidende politische und militärische Konsequenzen. Der Kaiser wurde daran gehindert, seinen Machtbereich nach Mittel- und Westeuropa, etwa in Italien auszudehnen. Innere Unruhen und regionale Aufstände nahmen zu. Wichtige Ratgeber und Generäle starben. Die Berber eroberten Tunesien, dessen byzantinische Garnisonen durch die Seuche geschwächt worden waren. 599 belagerten die Bulgaren das fast schutzlose Konstantinopel. Die Byzantiner verloren Syrien, die Sassaniden Mesopotamien und, zwischen 635 und 640, weite Teile Ägyptens an die Araber. Kalif Omar hielt 637 seine Truppen so lange in der Wüste zurück, bis die Pest in Damaskus abgeklungen, d. h. die dortige byzantinische Besatzung umgekommen war. Die Stadt wurde daraufhin fast kampflos eingenommen. Allerdings wurden die Eroberer durch die folgende Pestwelle selbst dezimiert. 639 mußte ein arabisches Heer wegen einer Pestepidemie die Belagerung Jerusalems aufgeben. 685 wurden die Muslime vom Kaiser zu einem für sie ungünstigen Friedensvertrag gezwungen. Drei Jahre später grassierte die Pest erneut in Konstantinopel. 706 und 718 wurde Syrien, 711 und 740 Kreta heimgesucht. Seit dem ersten Ausbruch unter Justinian waren in Europa mindestens 18 schwere Epidemien zu verzeichnen (Brandes).

Nie wieder beeinflußte eine Seuche so umfassend und nachhaltig die politische und kulturelle Entwicklung einer Epoche wie die Pest zur Zeit der Völkerwanderung. Nicht nur, ja weniger die Kunst von Ravenna oder die Schönheit der Hagia Sophia dürfte im 6. Jahrhundert die Zeitgenossen beeindruckt haben (und ähnlich prächtige Kirchen und Mosaiken gab es im ganzen Reich!), sondern vor allem die rund um das Mittelmeer täglich gestellte Frage, ob man das nächste Jahr angesichts der Seuchenbedrohung noch erleben würde. Auch im Westen, vor allem in Rom, wo sich im 5. Jahrhundert der Kult des hl. Sebastian als Protektor gegen die Pest etablierte (der Ort seiner Folterung durch Pfeile wurde seit uralten Zeiten mit dem Tempel des Heilgottes Apollon, des Vater des Asklepios, auf dem Palatin in Verbindung gebracht), war die Pest von epochaler mentaler und sozialer Bedeutung. Gregor der Große veranstaltete im Jahr 590, nach Ausbruch einer Pest in Rom, wie es im Osten seit Justinians Tagen üblich war, Bittgottesdienste und Massenprozessionen. Noch die *Legenda Aurea* des 13. Jahrhunderts berichtet eindrucksvoll, wie ein Engel, als die Gläubigen das Hadriansmausoleum, die spätere Engelsburg passierten, sein Schwert in die Scheide steckte. Jedermann verstand das Zeichen: die Pest wurde durch eine göttliche Entscheidung beendet. Adel, Kaufleute, Handwerker, Geistlichkeit, Ärzte und die Masse der Tagelöhner und Bettler konnten, so die Legende, aufatmen, obgleich die Epidemie in Wirklichkeit noch einige Zeit anhielt. Seit dem späten 8. Jahrhundert, d. h. im gesamten Früh- und Hochmittelalter, stellte die Pest offensichtlich keine reale Gefahr mehr dar. Die Gründe für diese Pause, die durch den Schwarzen Tod des 14. Jahrhunderts abrupt beendet wurde, sind bis heute nicht geklärt.

Der Rückzug der unheimlichen Seuche für Jahrhunderte bedeutete allerdings nicht, daß das Hochmittelalter von Epidemien verschont geblieben wäre (Jankrift). Viele Herrscher, von Karl dem Kahlen über Otto den Großen zu Barbarossa, sahen ihre politischen Pläne durch plötzlich einsetzende *mortalitates* durchkreuzt. In keinem Fall scheint es sich freilich um die echte Pest oder eine vergleichbare Pandemie gehandelt zu haben. Maßnahmen wie die Isolierung von Kranken oder die Flucht waren im 12. und 13. Jahrhundert allerdings schon vielerorts selbstverständlich.

Die Katastrophe von 1348

Von allen Pestseuchen der Geschichte blieb die Epidemie, die Europa und die Mittelmeerländer zwischen 1347 und 1351 heimsuchte, die bekannteste. Der *Schwarze Tod* – die berühmte, allerdings erst im 17. Jahrhundert dokumentierte Bezeichnung dürfte sich vom lateinischen *atra mors* ableiten, dem «unglückbringenden Sterben» – kann hier, berücksichtigt man die umfassende Quellenlage, nur in knappen Zügen dargestellt werden. Boccaccios großartige, wiederum an Thukydides orientierte Beschreibung (in der Einleitung des *Decamerone*) wurde durch die subtilen Beobachtungen Petrarcas und vieler Zeitgenossen – man denke nur an den toskanischen Dichter Antonio Pucci! – ergänzt. Allein in Italien lassen sich unzählige Texte und Chroniken dieser Art eruieren (Bergdolt 1989). Ihre Dramatik beeindruckt bis heute. Als Beispiel sei eine Passage aus dem Bericht des Sienesen Agnolo di Tura vorgestellt:

«Im Juni, Juli und August starben (in Siena) so viele Menschen, daß sie, selbst gegen Entgelt, keiner mehr begraben wollte. Weder Freunde noch Verwandte noch ein Priester oder Bettelbruder gingen beim Begräbnis mit, und es wurde keine Messe mehr gehalten. Auch wer einem Verstorbenen nahegestanden hatte, mußte sterben. Man packte dann den Toten, ob Tag oder Nacht, und trug ihn zusammen mit zwei oder drei weiteren zur Kirche und begrub ihn, so gut es ging und wo es gerade möglich war und bedeckte ihn mit etwas Erde, damit die Hunde ihn nicht fraßen. Vielerorts in der Stadt hub man Gräben von riesigen Ausmaßen aus und legte, ja warf die Leichen hinein und deckte sie mit etwas Erde zu. So machte man es Schicht für Schicht, bis der Graben voll war. Danach hub man den nächsten aus. Und ich, Agnolo di Tura, genannt «der Dicke», begrub mit eigenen Händen meine fünf Kinder in einer Grube. Und genau so erging es vielen anderen. Es gab auch Leichen, die so schlecht beigesetzt wurden, daß Hunde sie fanden, viele von ihnen über die Stadt zerstreuten und an ihnen fraßen. Es läuteten keine Glocken mehr und niemand weinte. Welch ein Unglück war das, als jeder nur noch seinen Tod erwartete. So schrecklich waren die Ereignisse, daß das Volk glaubte, niemand würde übrig bleiben. Viele waren davon überzeugt und äußerten, daß das Ende der Welt gekommen sei. Weder ein Arzt noch eine Arznei brachten hier Nutzen, und es gab keine Möglichkeit, sich zu schützen. Selbst wer einen Geheimtip geben konnte, war wenige Tage später tot. Tatsächlich starb man auf so unheimliche, furchtbare und schreckliche Weise, daß es keine Feder gab, die Lage zu beschreiben. Man fand heraus, daß in Siena und seiner Region in dieser Zeit mehr als 80000 Menschen umkamen ...»

Es gehört mindestens soviel Phantasie dazu, dem Schwarzen Tod des 14. Jahrhunderts den Pestcharakter abzusprechen wie die traditionelle Auffassung zu verteidigen, daß es sich hier um die größte und bekannteste Pestwelle der europäischen Geschichte handelte. Glaubt man den zeitgenössischen Quellen, so muß die Erinnerung an die Justinianische Pest, «mit denselben Symptomen und denselben Konsequenzen» (Ruffié) weitgehend erloschen gewesen sein. Es war ein mittelalterliches Kommunikationsproblem, das hier negativ zu Buche schlug. Alte Chroniken, die man in der Regel im kirchlichen Umfeld, etwa in Klöstern und Spitälern, seltener in kommunalen Institutionen aufbewahrte, wurden kaum nach profanen frühmittelalterlichen Ereignissen durchsucht, da es nicht zur Aufgabe der Mönche und Gelehrten gehörte, Alltagsgeschehnisse, sofern sie keine politische, dynastische oder theologische Bedeutung hatten, in öffentlicher Erinnerung zu halten.

Die mitteleuropäischen Quellen führen uns exemplarisch die Dramatik des Pestalltags vor Augen. Nach Jean Froissart starb «ein Drittel der Menschheit» unter schrecklichsten Umständen. Viele Chronisten beklagten eine Verrohung der Gesellschaft, die sich allerorts durchsetzte. Der Kleriker Johannes von Parma berichtete, daß die «Christen einander aus dem Wege gingen wie der Hase dem Löwen oder ein Gesunder dem Aussätzigen». Die brüchige Decke der städtischen und höfischen Kulturen schien erschüttert. Daß die Ursache der Katastrophe unklar blieb und ein unbarmherziges Gottesurteil am einleuchtendsten erschien, bewegte viele. Auch sonst blieben Fragen offen. Wenn sich die Pest zunächst entlang der alten Verkehrswege und Schiffahrtsrouten von der Krim aus nach Westen ausbreitete, blieb unklar, warum bestimmte Häfen jahrelang verschont blieben oder die Seuche bei gleicher Verkehrsfrequenz für dieselbe Entfernung zu Land einmal drei Monate, ein andermal drei Tage benötigte (Sournia). Es schien auch wenig logisch, daß Neapel erst im Mai 1348 heimgesucht wurde, während vergleichbare Hafenstädte wie Genua, Pisa und Venedig schon im vorausgehenden Winter dezimiert wurden oder daß Lucca im Februar, Ferrara aber erst im Juli erreicht wurde. Warum gelang es einer Handelsmetropole wie Mailand 1348 die Pest fernzuhalten, während an politischer wie wirtschaftlicher Macht vergleichbare Kommunen von ihr geradezu überrollt wurden? Hing dies mit der harten Tyrannis des Giangaleazo Visconti zusammen? Wären erfolgreiche Sperrmaßnahmen auch in Florenz oder in Hafenstädten möglich gewesen? Auffallen mußte auch, daß die Pest des 14. Jahrhunderts an verschiedenen Orten eine unterschiedliche Intensität zeigte, d. h. in England stärker wütete als in Böhmen, in der Toskana mehr als auf der Peloponnes. Boccaccio berichtet ferner – teils nach Thukydides (die frühhumanistischen Autoren waren von antiken Texten dieser Art selbstverständlich entzückt!), teils aus eigener Beobachtung – über die unterschiedlichen, ja konträren Verhaltensweisen der Menschen. Behördliche Vorsichtsmaßnahmen wurden am einen Ort restriktiv und unerbittlich, an einem anderen großzügig, ja lasch gehandhabt. Spelunken, Hospize, Bordelle und Bäder wurden in Florenz geschlossen, Prozessionen, Heiligenfeste und Massengottesdienste dagegen zugelassen, ja nicht selten behördlich angeordnet. Für das 14. Jahrhundert war dies kein Widerspruch, sondern logische Konsequenz. Es galt Gottes Zorn zu besänftigen! Dabei leuchtet ein, daß Ärzte, Priester und Notare, die am Krankenbett eine wichtige Rolle spielten, besonders häufig der Pest erlagen, doch wird in einer Trientiner Chronik mit demselben Nachdruck behauptet, auffallend viele schöne junge Mädchen und Frauen seien ihr zum Opfer gefallen (Bergdolt 1989). Dies entsprach, wie bereits erwähnt, durchaus der ärztlichen Erwartung (vgl. S. 28). Daß junge Leute weniger Immunität entwickelt haben konnten, ist aus heutiger Sicht wissenschaftlich belegbar. Zweifellos vermischten die Zeitzeugen, ohne sich dessen bewußt zu sein, häufig Reales mit Phantastischem, Neues mit uralten Topoi. Defoe berichtete später, schon vor Ausbruch der Londoner Pest 1665 seien «Gerüchte und Neuigkeiten» verbreitet worden, «die dann durch die Phantasie der Leute weiter ausgeschmückt wurden». Auch in Neapel hatten 1656 viele Menschen lange vor Ankunft der Seuche die Flucht ergriffen. Dramatische Schilderungen von Fremden und Flüchtlingen genügten, um die eher immobile frühneuzeitliche Gesellschaft zu verunsichern. Oft ließ schon die Ankunft der Epidemie in einer Nachbarstadt das kommunale Leben erstarren. In der Regel begann nun ein Abwehrkampf, der von Kontaktsperren, Grenzkontrollen sowie der Etablierung von Gesundheitsbehörden, aber auch von Bittgottesdiensten, Prozessionen und öffentlichen Bußübungen geprägt war. Nicht ohne Grund mahnte Siegmund Albich (gest. 1427), Professor an der Prager Universität, in seinem Regimen, «weder von der Pest zu sprechen noch an sie zu denken, da allein schon die Angst vor der Seuche, die Einbildung und das Gespräch über sie den Menschen krank mache». Angesichts der öffentlichen Verunsicherung dürften Verdrängungsprozesse dieser Art dennoch schwierig gewesen sein. Doch stellten sie wohl eine legitime Variante der «Krisenbewältigung» dar.

Viele Begleitumstände der «globalen» Pest von 1348 blieben bis heute ungeklärt. Wie differenziert waren etwa die Kontrollmaßnahmen? Warum blieben wichtige europäische Städte wie Nürnberg, Würzburg, Prag oder Köln bis in die 50er und 60er Jahre verschont? Was bedeutete die Pest für Kaufleute, Pilger, Vagabunden und Aussätzige, ja für das Reisen im Spätmittelalter überhaupt? Wie begegnete man Fremden vor und nach der Katastrophe? Offensichtlich wurde die Zuwanderung in die Städte zu Pestzeiten, merkwürdig genug, eher intensiviert als unterbrochen. Die Hungersnöte auf dem Land und die Unwetter, welche der Pest vielerorts vorausgingen, könnten hierfür wichtige Gründe gewesen sein. Angesichts der Flüchtlingsströme nahmen auch, wie schon im Athen des Thukydides, Fremdenhaß und Sündenbocksuche zu. In einem aus dem

Jahr 1348 erhaltenen Gebet wünscht ein Paduaner Mönch die *magna mortalitas* den Venezianern, deren Hafen häufig Eintrittspforte des Schwarzen Todes gewesen war und deren Machtgelüste die benachbarte Universitätsstadt bedrohten.

Welche Folgen hatte die Pest samt den zeitgenössischen Seuchentheorien ferner auf Hygienemaßnahmen wie die nunmehr forcierte Straßenreinigung, auf die Bewachung bzw. Sauberhaltung der Gewässer, die Überwachung der Latrinen, aber auch die Kontrolle der Tierhaltung? Lagen Strafrecht und Exekutivgewalt, wie es venezianische und andere Quellen des 14. Jahrhunderts suggerieren, wirklich am Boden? Griff man zu Seuchenzeiten besonders hart durch? In vielen nordalpinen Kommunen fehlen uns freilich, was 1348 betrifft, überhaupt Nachrichten – so etwa aus Köln oder Frankfurt.

Besonders umstritten war nicht zuletzt der *Ursprung* der Pest. In einer Bologneser Chronik hieß es, es habe in China und Persien «Wasser mit Würmern» geregnet. Ferner seien «Feuerbälle» vom Himmel gefallen, «die so groß wie ein dicker Menschenkopf waren ...» Sie hätten einen fürchterlichen Rauch verursacht, und wer diesen erblickt hätte, sei auf der Stelle tot umgefallen. Ein italienischer Geistlicher behauptete im April 1348, die Pest sei in Indien ausgebrochen. «Nachdem es dort Frösche, Schlangen, Eidechsen, Skorpione und viel giftige Tiere geregnet habe, habe tags darauf, während eines unvorstellbaren Unwetters, ein schrecklicher Hagelschlag Mensch und Tier vernichtet. Die Überlebenden hätte schließlich am dritten Tag ein vom Himmel fallendes Feuer, das einen undurchdringlichen Rauch entwickelte, verbrannt. Durch den Gestank der Leichen seien die gesamte Region, die Nachbarländer sowie die Küsten des Schwarzen Meeres mit einem Pesthauch überzogen worden». Ein weiterer Chronist bestätigte, am Indischen Ozean seien Wasserdämpfe durch Ausdünstungen umherliegender Leichen verdorben worden. «Sie trieben übers Land und riefen überall Pest und Tod hervor». Der italienische Chronist Gabriele de Mussis ahnte bereits, wie erwähnt (S. 29), eine Art *contagium*, das «in jeder Stadt, jedem Ort und jedem Land die Bewohner beiderlei Geschlechts» ereilte. Ob hier eine konkrete Vorstellung oder nur die vage Vermutung einer infektiösen Materie ausgedrückt wurde, bleibt offen. Er schien immerhin den wahren Gründen der Pest näher gekommen zu sein als fast alle Ärzte seiner Zeit!

Es herrscht heute Konsens darüber, daß viele beeindrukkende, von den Chronisten erwähnte und Jahrhunderte lang tradierte Opferzahlen nicht stimmen können. Andererseits ist zu fragen, ob der Massentod Armer, welche die Landflucht aus sozialen Gründen in die Städte getrieben hatte, überhaupt registriert wurde. Schreibt Boccaccio, in Florenz wären der Pest 100000 Menschen erlegen, spricht Agnolo di Tura von 80000 Opfern in Siena, muß natürlich verifiziert werden, wie viele Einwohner Florenz und Siena überhaupt hatten! Eine entsprechende Zahlenrhetorik – sie war bereits für Prokop und Eusebios charakteristisch (vgl. S. 38) – fand sich auch in anderen Berichten. War einem isländischen Chronisten zu glauben, daß zwei Drittel aller Norweger gestorben seien? Immerhin vertrat Benedictow mittels «Hochrechnungen» aufgrund zeitgenössischer Quellenangaben die These, daß in Italien, Frankreich und England zur Zeit des Schwarzen Todes etwa 60 Prozent der Bevölkerung zu Tode kamen! Die meisten Seuchenforscher bleiben angesichts solcher Zahlen skeptisch. Berücksichtigt man Steuerlisten, Taufregister, Pfarrbücher, Zunftverzeichnisse usw., bestätigt sich eher die alte Vermutung, daß zwischen 1347 und 1351 von 75 bis 80 Millionen Europäern etwa ein Drittel starb. Der endgültige Bevölkerungstiefstand war, Folge weiterer Epidemien und Naturkatastrophen, allerdings erst gegen 1400 erreicht. Es war die rasche Aufeinanderfolge einzelner Pestseuchen bis in die Achtzigerjahre, die zu dem Bevölkerungsrückgang führte. Einschneidende Epidemien folgten besonders 1370–76 und 1380–83.

Seuchentraktate und –regimina hatten, wie angedeutet (vgl. S. 32 f.), auch den Sinn, die *äußere* Ordnung zu gewährleisten, um das bestehende Machtgefüge zu erhalten. Fern jeder modernen Versicherungsmentalität wußte jeder Bürger, daß er im Falle eines Falles für sich und seine Familie zu kämpfen hatte. Die sozialen Strukturen wurden – dies war bald allgemeine Erfahrung! – während jeder größeren Pestepidemie grundlegend erschüttert. Daß ein Vater, wie Agnolo di Tura berichtete (vgl. S. 41), alle seine Kinder begraben mußte, kam häufiger vor. Der Nürnberger Ratsherr Ulmann Stromer verlor 1406 während der Pest alle acht Söhne sowie seine Ehefrau. Er heiratete erneut und zeugte einen weiteren Sohn, der das Überleben der Familie sicherstellte, bevor er selbst der Seuche erlag. Der Marktbreiter evangelische Pfarrer Wolfgang Ammon sah noch zwischen 1611 und 1617 während verschiedener Epidemien drei Kinder, seine Ehefrau und seinen Bruder sterben, bevor er selbst, wenn auch lange Zeit später (1634), der «Plag» zum Opfer fiel. Viele Menschen schienen geradezu übernatürliche Kräfte zu entwickeln. Andere verzweifelten, verschleuderten ihr Vermögen oder wurden kriminell. Objektiv versetzte der Schwarze Tod zwischen 1347 und 1351 den Adelsherrschaften bzw. der spätmittelalterlichen Aristokratie der toskanischen Städte den Todesstoß und führte zur Etablierung von Handwerkern und Zünften als neuen staatstragenden Gruppen. Der spätere Aufstieg der Medici wäre ohne die Pest des vorhergehenden Jahrhunderts jedenfalls undenkbar gewesen.

Die Zeit der Angst wurde auch zum Eldorado der Krisengewinnler. In Florenz stiegen die Preise für Lebensmittel sprunghaft an. Backwaren und Zucker wurden «maßlos teuer», ebenso Eier und Hühner, deren Fleisch, vor allem in der Suppe präsentiert, als Prophylaktikum galt. Wegen des wachsenden Bedarfs an Totenkerzen eskalierte auch der Wachspreis, der staatlich reguliert werden mußte. Niemand durfte mehr als zwei Kerzen kaufen. Apotheker und Totengräber versetzten zu Höchstpreisen Bahren, Decken und Kissen für Leichenfeiern – und gewannen ein Vermögen. Die Leichenbekleidung einer Frau kostete normalerweise 3 Florin. 1348 schnellte er auf 30 Florin hoch «und wäre noch weiter auf 100 Florin gestiegen, wenn man nicht aufgehört hätte, die Toten überhaupt zu bekleiden» (so der Chronist Marchionne di Coppo, vgl. Bergdolt 1989). Reich wurden auch einige Priester und Bettelbrüder, die sich ihren geistlichen Beistand hoch bezahlen ließen. Die ärztliche Ethik wich in Florenz nicht selten kaltem Geschäftssinn: «Ärzte fanden sich nicht mehr, da sie wie die anderen dahinstarben. Und traf man den-

noch einige, so forderten sie im voraus eine unverschämte Geld-
summe auf die Hand, sobald sie ein Pesthaus betraten» (Marchionne bei Bergdolt 1989).

Wie der «Springer im Schachspiel» (Heinrich von Herford),
d. h. unberechenbar, nach Art einer Schlange («serpentino
more»), überzog der Schwarze Tod das Land. Niemals gab es
freilich wieder wie 1348 eine Pandemie, die in relativ kurzer
Zeit, nämlich innerhalb von drei bis vier Jahren, die Einwoh-
nerschaft des europäischen Kontinents um ein Drittel reduzierte
(obgleich nach 1360 erneut viele italienische, deutsche und französische Städte befallen und hohe Verluste zu beklagen waren).
Mit dem Sterben der Kinder sank die Fortpflanzungsrate ganzer
Jahrgänge (Bulst). Seit 1348 scheint sich zudem die alte Erfahrung bestätigt zu haben, daß «neue» Seuchen in einer Bevölkerung, die bislang keine Resistenzen bilden konnte, hemmungs-
loser grassieren. Für Europäer relativ harmlose Erkrankungen
wie Schnupfen oder Masern sollten später so bekanntlich unter
der Urbevölkerung Amerikas tödlich wirken. 1348 wurde zu
einem Modell der Krisenbewältigung bei hohen Menschen-
verlusten und starker mentaler Verunsicherung.

Der demographische Einbruch nach 1348 hatte zunächst zur
Folge, daß die «durchschnittliche Kapitalausstattung pro Kopf
und Arbeitsplatz» (Zinn) in die Höhe schnellte. Der Chronist
Matteo Villani schrieb: «Da die Leute nur noch wenige waren
und Grund und Boden im Überfluß erbten, vergaßen sie die
Vergangenheit. Das niedrige Volk wollte nicht mehr in den alten
Berufen arbeiten, da Männer und Frauen vom Überfluß überwältigt wurden, den man in allen Bereichen vorfand. Man verlangte nach teuren und köstlichen Speisen, und bei Hochzeiten
kleideten sich die Frauen und Kinder niedrigen Standes in all die
schönen und teuren Gewänder der Vornehmen, die umgekommen waren» (Bergdolt 1989). Überraschender als die Reaktion
der Erben (die hier zweifellos die Schreckenserfahrung der Pest
kompensierten) erscheint, daß sich der städtische Handel und
das Handwerk in der zweiten Jahrhunderthälfte trotz des Rück-
gangs der Nachfrage infolge des Bevölkerungseinbruchs rasch
erholten. Die Flucht der Landbevölkerung in die Städte setzte

sich allerdings auch dann noch fort, als die infolge der Pest frei-
gewordenen Arbeitsplätze besetzt waren. Das gesellschaftliche
Gefüge vieler Städte wurde infolge des Eliteaustausches und der
anhaltenden Einwanderung allerdings zusehends instabiler, was
zu zahlreichen Aufständen, so 1378 der Wollweber (Ciompi) in
Florenz, führte. Da die Agrarproduktion angesichts der reduzier-
ten städtischen Einwohnerzahlen – sie wurden durch die Zuwan-
derer nur partiell ausgeglichen! – den Bedarf weiterhin überstieg,
war die Fluchttendenz der ländlichen Tagelöhner und Klein-
bauern noch Jahrzehnte nach der ersten Pestwelle beachtlich.
Obgleich jede Seuchenwelle die Nahrungspreise hochschnellen
und landwirtschaftliche Tätigkeiten lukrativer erscheinen ließ,
lockten in den Städten relative Freiheit, Arbeitsplätze und Auf-
stiegsmöglichkeiten. Die hieraus resultierende Agrarkrise, die
zu einem Überlebenskampf der bäuerlichen Bevölkerung führte,
die je nach Ort, Seuchenlage und wirtschaftlicher Entwicklung
zwischen Stadt und Land hin- und hergerissen war, blieb seit
1350 ein europäisches Problem. Die zunehmende soziale Not
in den Städten verlangsamte die Einwanderung nur vorübergehend. Konnten die Agrarprodukte nicht abgesetzt werden
(wobei die zahllosen gesundheitspolizeilichen Restriktionen und
Seuchengesetzgebungen natürlich negativ zu Buche schlugen),
strebte man erneut in die Städte, wo sich auf diese Weise erstmals in Europa ein Proletariat ausbildete.

Spätzeitgedanken

Der schwarze Tod des 14. Jahrhunderts ließ, so die berühmte These von Egon Friedell, eine neue Zeit anbrechen. Vieles spricht dafür. Ein neuer Individualismus und die Entdeckung des *Subjektiven* (wenn auch in der Ummantelung der Antike!) kennzeichneten einige herausragende Zeitgenossen wie Petrarca und Boccaccio, die das Zeitalter des *Humanismus* begründeten. Die Konstruktion der ersten öffentlichen Turmuhr (am Carrara-Palast in Padua durch den Arzt Jacopo Dondi), die das subjektive Zeitempfinden revolutionieren mußte, sowie die in Europa erstmalige Anwendung von Feuerwaffen, welche das Kriegshandwerk verrohen ließ und dem Dasein des Ritters bestenfalls antiquierte Turniere zuwies (beide sind in der ersten Hälfte des 14. Jahrhunderts datierbar), wiesen nicht zurück, sondern voraus und zerstörten nachhaltig das tradierte Bild des mittelalterlichen *Ordo*. Unter dem Eindruck dieser Innovationen, vor allem aber der «unerhörten» Pest (Petrarca) verschwand, wie es schien, das Urvertrauen in Gott und den von ihm geplanten Lauf der Geschichte. Der Mensch, so das nicht ganz klischeefreie Urteil des 19. und frühen 20. Jahrhunderts, nahm nun sein Schicksal selbst in die Hand.

Bei genauerer Betrachtung der Zeitumstände fallen allerdings Tatsachen auf, die Zweifel an dieser Theorie aufkommen lassen. Die Psychopathologie des Schwarzen Todes wurde offensichtlich – Turmuhr und Feuerwaffen bildeten hier frühe Katalysatoren! – durch eine schleichende Mentalitätskrise geprägt, die schon lange *vor* der Pest nachzuweisen war. Nicht nur der Regensburger Magister Konrad von Megenberg kritisierte so 1348 den geistigen Niedergang, ja Verfall Europas. Es waren dabei nicht *programmatische*, d. h. aus dem Geschichtsbild der zeitgleichen Frühhumanisten abgeleitete, sondern subjektiv-resignierende Beobachtungen, die auch Heinrich von Herford im

Liber de rebus et temporibus memorabilioribus (1355) über die Disziplinlosigkeit sowie den Autoritätsverlust traditioneller Institutionen klagen ließen. Hier wurde die Zerstörung der alten, gottgesetzten Weltordnung bedauert, die sich in der Zahlensymbolik und Zeitinterpretation des Mittelalters manifestiert hatte. Im Gegensatz zu den Humanisten verspürte Heinrich keine Aufbruchsstimmung, sondern Dekadenz und Resignation. Seiner Meinung nach zerfielen vor allem die Klöster und Orden, wo «in diesen Zeiten in allgemeinen und speziellen Fragen nur noch opponiert wird». Damit war auch die Autorität der Hochschulen hinterfragt. Studenten waren in Megenbergs Augen ohne Wertvorstellungen und Zukunftsvisionen. «Junge Magister verspotteten ihre älteren Kollegen, Baccalare störten durch Tumulte Disputationen, Scholare sprengten Vorlesungen». Die Pest entlarvte demnach eine Orientierungslosigkeit, die auch die Geistlichen und Intellektuellen verändert hatte. Klerus und weltliche Autoritäten gaben im Moment der Gefahr unrühmliche Beispiele von Angst und Feigheit ab. Die reiche Jugend verpraßte ihr Vermögen. Schuldner entzogen sich ihren Verpflichtungen, indem sie sich, so Megenberg, in der Lombardei oder in Frankreich anwerben ließen. Die Exekutive war vielerorts lasch geworden. Gerechtigkeit und Sühne wurden willkürlich gehandhabt. Daß, wie erwähnt, die Adelsregierungen der toskanischen Städte abgelöst wurden, hatte für den konservativen Geistlichen ebenfalls etwas Beunruhigendes. Viele Bankiers und Kapitalbesitzer hatten sich noch kurz vor der Pest ihrem Seelenheil, so etwa der Ausschmückung von Kirchen und Kapellen gewidmet, wie in den ersten Dekaden des Jahrhunderts in Florenz die Bardi, Baroncelli oder Peruzzi, deren um Banken gruppierte Vermögen 1348 freilich längst ruiniert waren. Ihr Abstieg erschien bedenklich. In der Umschichtung der Gesellschaft, der Sittenverderbnis, der religiösen Laschheit und unzähligen politischen Wirren, die infolge der Pest manifest wurden, sah Megenberg auch die Ursache der Seuche selbst: «Man muß diejenigen über die Ankunft des Antichrist nicht erst befragen, die den Antichrist nähren wollen», lesen wir in seiner 1348 verfaßten *Monastik*. Für den Magister war klar: Die Pest war ausgebrochen, weil die Zeit

hierfür reif war. Sie symbolisierte den Höhepunkt einer Entwicklung. Die Krise schien so gewaltig, daß ein Ausweg nicht
mehr erkennbar war.

Gehörte die Seuche nicht, fragten sich viele, zu den Vorboten
jener Plagen, die nach Matthäus 24,1 und Lukas 21,11 der
Ankunft des Herrn vorausgehen? Das Tausendjährige Reich
der Apokalypse schien nahe. Schon im alten Byzanz galten Hunger und Pest «zum (fast) festen Bestand jeder endzeitlichen Weis-
sagung» (Brandes). Die *Danieldiegese* des 8. Jahrhunderts sah
«Erdbeben, Seuchen und Abweichen von Sternen» als Zeichen
der Endzeit. Düster hieß es dort: «Die auf dem Festland fliehen auf die Inseln, und die auf den Inseln aufs Festland, und
es wird auf der ganzen Erde überall in kleinen Abständen eine
große Pest sein». Allerdings enthielten die Lieder der Geißler,
die nun vielerorts zur Buße mahnten (vgl. S. 65 f.), kaum konkrete chiliastische Aussagen. Doch hatte bereits Joachim von
Fiore (gest. 1204), dessen Theorien begierig aufgenommen wurden (bereits zu Beginn des Jahrhunderts hatten sie innerhalb des
Franziskanerordens eine wichtige Rolle gespielt!), unterstrichen,
daß die Herrschaft des Antichrist dem zu erwartenden gol-
denen Millenium vorausgehen werde. Seine Ankunft sollte
durch Katastrophen angekündigt werden. Viele Theologen der
Zeit hatten über die letzten Jahre der Menschheit recht prä-
zise Vorstellungen. Johannes von Rupescissa schrieb so 1349
im *Liber Secretorum eventuum*, daß der Antichrist vor 1370
dreieinhalb Jahre lang seine Macht ausüben werde, wobei seine Herrschaft andere Plagen wie Pest, Hungersnot oder Erdbeben nur ablöse. In diesem Jahr breche aber das Tausendjährige Reich an, in dessen erster Phase – bis 1415 – das römische
Imperium unter Blutvergießen und vielen Opfern ins Heilige
Land übertragen werde. Danach sei endlich das gerechte und
friedliche Walten des heiligen Geistes zu erwarten. Bereits
1344 hatte Jean de Bassigny, der die apokalyptischen Texte
der Schrift erforschte und vorgab, im Heiligen Land dazu inspiriert worden zu sein, für die kommenden Jahre schreckliche Prüfungen und Plagen angekündigt, deren erste eine «Zeit
des Sterbens» sein sollte. Es ist zwar nicht auszuschließen,

daß der Autor diese Plagen erst 1361, unter Abfälschung des Datums, *retrospektiv* – und natürlich im Hinblick auf die Pest – beschrieb, doch beweist der Erfolg seines Werks einmal mehr die zur Mitte des 14. Jahrhunderts vorherrschende Mentalität.

Auch bot der konkrete Pestalltag offensichtlich nicht wenige Bilder, die man seit alters mit einer Spätzeit verband. Der arabische Chronist Ibn Khaldun sah die Zivilisation in Ost und West im Niedergang. Die Pest habe die Fürstenhäuser überrascht, «als sie im Greisenalter standen und die Grenze ihres Blühens erreicht hatten». Völker und Städte seien verblichen, Paläste und Gebäude ausgestorben. «Straßen und Wegzeichen verschwanden, Siedlungen und Villen leerten sich, Dynastien und Stämme wurden geschwächt.» Auch im Westen scheint die Seuche eine merkwürdig-melancholische Grundstimmung verstärkt zu haben. Wie im Osten brachen Moral und Recht zusammen. Nach Boccaccio fielen vielerorts alle Hemmungen, da «keine Frau, wie groß auch ihre Lieblichkeit, Anmut und Schönheit war, im Falle einer Erkrankung Bedenken hatte, sich von einem Mann, war er nun jung oder alt, bedienen zu lassen und ihm gegenüber, wenn es die Notlage erforderte, ohne Scham jeden Teil ihres Körpers zu entblößen». War der *Körper* durch die Epidemie bedroht, wurde die *Seele* durch Unmoral und Sittenlosigkeit gefährdet. Auch nach dem Chronisten Matteo Villani benahmen sich viele Florentiner «schamlos und führten ein zügelloses Leben». Männer und Frauen, die überlebt hatten, begannen mit Kleidern und Pferden zu prahlen. Ausschweifungen jeglicher Art waren schon seit den Dreißigerjahren beklagt worden. Nicht zufällig finden sich in den Nürnberger Stadtbüchern zwischen 1346 und 1348 (also wiederum *vor* der Pest, welche die Stadt an der Pegnitz übrigens zunächst verschonte) Hinweise auf eine Zunahme der Sittlichkeitsvergehen. In Wismar versuchte man, durch strenge Luxusgesetze unmittelbar vor dem dortigen Pestausbruch 1350 die Bewohner zur Frömmigkeit anzuhalten. Grund zur Besorgnis gab es auch in der Toskana. Bezeichnenderweise war der Saum der Dekolletés der Damen auf sienesischen Gemälden bis zum Ausbruch der Pest 1348 konti-

nuierlich gesunken. Wenn man es so sehen wollte, war die spät-
zeitlich-dekadente Lebenshaltung auch hier längst vor der Pest
üblich.

Die Krisenstimmung schien also vorprogrammiert. Auch der
junge Petrarca glaubte längst vor 1348 eine *Vergreisung* der
zeitgenössischen Kultur wahrzunehmen. Kirche, Universitäten,
Kunst, Literatur, Sitten und Gebräuche schienen in diesem
mundus iam senescens gleichermaßen heruntergekommen. «Ich
wünschte, in jedem anderen Zeitalter geboren zu sein, und um
die Gegenwart zu vergessen, suchte ich mich im Geiste in andere Epochen zu versetzen», notierte er in seiner Autobiographie.
Vor allem die Antike, die natürliche «Frühzeit», schien der sich
durch Inspirationslosigkeit und Phantasiemangel auszeichnen-
den eigenen Epoche geistig überlegen gewesen zu sein. Die Mehr-
zahl seiner der aristotelischen Spätscholastik und der von ihr
abgeleiteten Dialektik verfallenen Zeitgenossen erschienen ihm
«obgleich sie noch zu leben schienen und – zumindest bisher –
auch atmeten, als abstoßende und schreckenerregende Leichname». Das Morbide, geistig Rigide, Starre, das Petrarca mit
der spätmittelalterlichen Kunst und Kultur verband, erforderte
einen neuen Aufbruch, dessen Erfolg allerdings zweifelhaft war.
An den Bruder Gherardo schrieb er: «Ich sehe eine Zeit, wo die
Welt sich rasend ihrem Ende nähert … Kein sicherer Ort bleibt
mehr, kein Hafen tut sich auf der ganzen Welt mir auf. Es gibt,
wie es scheint, keine Hoffnung …». Die im Mythos beschriebene Situation Trojas vor dem Untergang wird auf die Zeit der
Pest übertragen: «Du siehst in meiner Person vereint, was du
über die so große Stadt bei Vergil gelesen hast: Überall herrscht
gramvolle Trauer, überall Angst». Es besteht kein Anlaß, die
hier beschriebene Untergangsstimmung als Fiktion abzutun. Angesichts der *mortalitas magna* erschien es auch notorischen
Skeptikern wahrscheinlich, daß Gott die Menschen strafen
wollte. Hatte man nicht überall gesündigt?» Doch ließ sich andererseits das singuläre, generationenspezifische Vergehen, das
– im Gegensatz zu allen bisher begangenen menschlichen Übel-
taten – das endgültige, *jüngste* Gericht hätte rechtfertigen können, nicht finden.

Der Tod war um und nach 1348 allgegenwärtig. Wenn Petrarca und Bruni 70 Jahre erreichten, Boccaccio 62 und Salutati sogar 75 Jahre alt wurde, war dies für ihre Generationen alles andere als selbstverständlich. Manches künstlerische und dichterische Genie endete, bevor es sich entfalten konnte, als Seuchenopfer. Verzweifelt fragte deshalb der erwähnte Chronist De Mussis: «O Genua, was hast du verbrochen? Erzählt doch, Sizilien und ihr reichen Inseln im Meer, von dem Gottesgericht! Erklärt doch, Venedig, Toskana und ganz Italien, wie ihr euch verhalten habt! Wir aus Genua und Venedig gaben uns Mühe, Gottes Ratschluß zu enträtseln …» Schärfer und kritischer argumentierte wiederum Petrarca, der Gottes Gerechtigkeit zu hinterfragen begann: «Wir hätten ja Schlimmeres verdient, doch ebenso unsere Vorfahren. Wäre es nur bei unseren Nachkommen anders. Weshalb hat sich nach deinem Urteil, o Gerechtester, die Wut deiner Rache ausgerechnet auf unsere Zeit gestürzt? Wie kommt es (andererseits), daß, wenn Schuld vorhanden ist, oft genug die zugehörige Strafe ausbleibt? Ich wage nämlich zu behaupten, daß die Katastrophen aller Jahrhunderte, angefangen mit der so berühmten Arche, die, als das Meer aus den Fugen geriet, den Rest der Sterblichen schützte, im Vergleich zu der gegenwärtigen nur Freude, Spiel und Ruhe bedeutete.» Die Unvergleichbarkeit des Elends schloß die Hoffnung auf seine Überwindung aus. «Hatte man je in den Geschichtsbüchern gelesen, daß Häuser leer, Städte verlassen, das Land verwüstet, die Felder durch Leichen beengt waren, ja daß auf der ganzen Welt eine schreckliche Einsamkeit herrschte?» Die zeittypische melancholische Grundstimmung drückte Petrarca, wiederum bereits *vor* 1348, einem Freund gegenüber aus: «Du fragst mich, was ich treibe? Was Menschen immer tun. Was ich begehre? Ruhe! Was ich erhoffe? Keine Ruhe. Wohin ich ziehe? Hin und Her. Zu welchem Ziel? Geradewegs zum Tode! Mit welchem Herzen? Das kein Zagen kennt und entschlossen ist, aus der Kerkernacht zu scheiden. Wer mich begleitet? Was auf Erden sterblich ist. Mein Ziel? Das Grab. Und was danach? Der Himmel, und wird mir der versagt, vielleicht die Hölle. Doch diese Strafe erlaß, Gott, mir Armen …» Die alltägliche Gefährdung sowie schrekkenerregende Berichte aus allen Teilen Europas verstärkten solche Haltungen. Die Anspielung auf Himmel und Hölle, d. h. auf das Jüngste Gericht war alltäglich.

Die Pestkatastrophe von 1348 ließ somit die – nicht nur aus humanistischer Sicht – schwach gewordenen Konventionen wanken. Anstatt sich um die Zukunft zu kümmern, bemühten sich die Menschen, wie Boccaccio im Decamerone betonte, «als ob sie jeden Tag, den sie erblickten, den Tod erwarteten, mit allen Sinnen das zu verzehren, was sie vorfanden». Für viele schien kein Morgen zu existieren. Glaubt man den Chronisten, hatte man sich vielerorts mit dem Ende der Menschheit abgefunden. Jedes Aufbegehren erschien sinnlos. William Edendon, Bischof von Winchester, beklagte eine «Unfruchtbarkeit», die über das Land gekommen sei. Wie einst Gregor der Große schlug er vor, Gott unter Psalmengesängen barfuß und barhäuptig in Prozessionen um Errettung anzuflehen. Hilde Schmölzer beschrieb dieselbe «Weltuntergangsstimmung» für Wien, «einerseits getragen von Bußernst und religiöser Askese, andererseits von gesteigerter Sinnenlust, die in wilden Exzessen fordert, was der Tod vielleicht schon im nächsten Augenblick verweigern würde». Niemand wunderte sich, daß die Ärzte versagten. Handelte es sich wirklich um eine göttliche Strafe Gottes, ja um ein Vorzeichen des Gerichts, erschien es unlogisch, daß derselbe Gott effektive Heilmittel zur Verfügung stellte. Spät- und Endzeitvorstellungen beeinflußten schließlich auch die bildenden Künstler, die bereits vor 1348, etwa in Pisa, den Triumph des Todes mit dem Jüngsten Gericht kombinierten. Gericht, Endzeit, Versuche der Rettung, das Wahrnehmen letzter Chancen bildeten auch hier zentrale Motive. Die letzten Jahrzehnte des vierzehnten Jahrhunderts waren die Welt von Bußpredigern wie dem Florentiner Jacopo Passavanti, dessen *Specchio di vera penitenza* sich im ikonographischen Programm der Fresken des Kapitelsaals von Santa Maria Novella (1367) niederschlug. Allein Reue und Askese konnten, so der Tenor unzähliger Predigten und geistiger Mahnungen, den schicksalhafte Züge annehmenden Niedergang und das Ende der Menschheit aufhalten. «Ihr müßt die Ursachen der Pest beseitigen, das heißt die abscheulichen Sünden, die begangen werden: Blasphemie gegen Gott und die Heiligen, die Schulen der Sodomie, die unerhörte Wucherei», hieß es in einer Franziskanerpredigt des 15. Jahrhunderts. Im *Pestregimen* des Philipp Culmacher (1495) wurden sogar Zaubersprüche empfohlen, die man in Gebete einzufügen hatte. Böse Geister und Dämonen, denen Gott freie Hand ließ und die man ebenfalls hinter der Seuche vermutete, sollten durch Exorzismus gebändigt werden. Schließlich war nicht auszuschließen, daß auch der *böse Blick* die Pest übertrug. Voraussetzung für ihr Ende war, daß die Zeitgenossen sich bekehrten. Öffentliche Bäder, traditionelle Orte der Prostitution, wurden deshalb nicht nur aus hygienischen, sondern auch aus religiös-moralischen Gründen geschlossen. In Florenz wurden zwischen 1378 und 1432 mit Billigung des Klerus mehrere Gesetze zur Unterdrückung der Straßenprostitution, sexueller Verfehlungen in Klöstern sowie der «Sodomie» erlassen, wobei auch die Kontrollbeamten, sollte ihnen Nachsichtigkeiten nachgewiesen werden, mit harten Strafen rechnen mußten. Ähnliche Vorschriften galten seit 1356 in Speyer, wo Frauen verboten wurde, Männerkleider zu tragen (Bulst). Wenn der Kölner Erzbischof 1351 für den Klerus seines Sprengels Kleidungs- und Tonsurvorschriften erneuerte, könnte auch dies aus Angst vor göttlicher Bestrafung geschehen sein, obgleich Köln bis dahin, wie es scheint, vom Schwarzen Tod verschont geblieben war.

Religiöses und existentielles Erleben

Spätestens hier wäre die grundsätzliche Frage zu stellen, was «Sterben» und «die letzten Dinge» vor und nach 1348 bedeuteten. Was erwartete man von Hölle und Fegefeuer? Hatte ein Pestkranker seine Sünden schon im Diesseits abgebüßt? Galt er gar, wie es teilweise im Islam der Fall war, als Auserwählter Gottes, ja im Falle des Seuchentodes als Märtyrer? Wie konnte man Schicksale wie dasjenige Turas in Siena oder Stromers in Nürnberg überstehen, ohne den Verstand zu verlieren (vgl. S. 41, 47)? Verlor der Tod angesichts der Alltäglichkeit etwa seinen Schrecken? Die meisten Quellen sprechen dagegen. Es steht aber außer Zweifel, daß das Frömmigkeitsverhalten durch die Pest verändert, wenn auch nur, wie Boccaccio bezeugte, *teilweise* intensiviert wurde. Wenn am einen Ort die Sterbesakramente erlassen wurden, bestand man andernorts, vor allem natürlich in Konventen, Klöstern, aber auch kleineren Kommunen darauf. Die hohe Sterblichkeit der Kleriker führte in der zweiten Hälfte des 14. Jahrhunderts zu einem Priestermangel, dem man mit geringeren Anforderungen, was Ausbildung und moralische Qualifikation betraf, zu begegnen suchte. Kompetenz und Ansehen der Geistlichen sanken dramatisch. Viele Kranke fühlten sich allein gelassen. Daß die Obrigkeiten versuchten, durch psychologisch wirksame Maßnahmen, etwa aufmunternde, optimistische Diagnosen, Angst und Verzweiflung zu reduzieren, läßt sich für viele Orte nachweisen. Das Verbot von Trauerkleidung, die Einschränkung des Totengeläuts, ja selbst einige «Luxusverbote» fanden hier ihre Begründung. In Venedig wurde im 16. Jahrhundert die Veröffentlichung der Namen Verstorbener, wie sie an der *Pietra del Bando* vor der Markuskirche üblich war, zu Pestzeiten nach kurzer Zeit untersagt. Doch konnten solche Maßnahmen die kollektive Depression kaum verhindern. Der Mensch sah sich, war er nicht völlig abgestumpft oder unkritisch geworden, zum Spielball des Schicksals erniedrigt. War dies tatsächlich, wie einige an den Universitäten immer noch gefeierte Scholastiker des 12. Jahrhunderts behauptet hatten, die von Gott geschaffene «beste aller Welten»? Wo lag die Gerechtigkeit, wenn Gute starben und die Bösen überlebten? Nicht nur Petrarca stellte diese Frage sehr unverblümt. Sollte es möglich sein, daß Gott sich nach Erschaffung der Welt zurückgezogen hatte und die Welt sich selbst überließ? Die Verachtung des Irdischen, der Lohn der Askese und eine religiöse Verinnerlichung wurde eines seiner zentralen Themen. Der *Triumph des Todes* – im Rahmen der berühmten *Trionfi* – wurde noch 1348 abgeschlossen. Immerhin kann der stets drohende Tod demnach von Ruhm, Zeit und Ewigkeit überwunden werden. Auch Glück und Unglück relativierende Schriften wie *De remediis utriusque fortunae*, ja selbst der *Canzoniere*, Petrarcas berühmte Gedichtsammlung, sind ohne die Pesterfahrung und die geschilderte Mentalität undenkbar. Die Ratlosigkeit des Dichters entsprach der Verzweiflung der Massen. Die Tradition der Bittprozessionen wurde bereits erwähnt. Kaum jemand wäre auf die Idee gekommen, hier einen Gefahrenherd zu sehen. Viele Wohlhabende, aber auch Habenichtse, die nichts zu verlieren hatten, wanderten in andere Städte aus. So berichtete Michele da Piazza (1361), die Bewohner Messinas seien 1348 in die umliegenden Weinberge geflüchtet, andere nach Catania, «im Vertrauen darauf, daß die heilige Jungfrau Agatha sie von dieser Seuche befreien werde». Man feilschte verzweifelt um Reliquien von Schutzheiligen. Der Bischof von Catania wurde überredet, mit dem Leichnam der hl. Agatha nach Messina zu kommen, wogegen das Volk seiner Diözese vehement protestierte. In Messina reagierte man schnell: «Nun wurden Bittgänge und Pilgerfahrten nach Catania unternommen, um Gott zu besänftigen. Doch die Pest hielt an, mit noch größerer Intensität als zuvor. Eine Flucht nutzte nichts mehr. Die Krankheit haftete an den Flüchtlingen …»» (Bergdolt 1989).

Einige Geistliche vertraten auch die These, die Pest stelle eine gottgesandte Buße dar, die zur Erlangung des ewigen Lebens *unverzichtbar* erschien. Bereits Cyprian von Karthago hatte auf diese Weise das Theodizee-Problem relativiert. In seiner Schrift *De mortalitate* (253) hatte er erklärt, daß ein Seuchentod nur für «Juden, Heiden und die Feinde Christi» furchtbar sei, für Christen dagegen eine heilbringende Belohnung für irdische Mühsale. Tod und Hölle erschienen so gerade durch die Pest überwindbar! Cyprian tröstete mit diesem Argument jene «lohnbegierigen» Christen, die nicht an Seuchen sterben wollten, sondern den Märtyrertod anstrebten. Nach Eusebius kümmerten sich die Christen, als während der Christenverfolgung unter Decius (250/51) eine Seuche ausbrach, furchtlos um Kranke und setzten den Pesttod dem erstrebten Märtyrertod gleich, während die Heiden ihre Angehörigen mut- und mitleidlos verließen (Groß-Albenhausen).

Hier stand die uralte Überzeugung Pate, daß Christen die Pest nicht zu fürchten brauchten. Gott schützt im Ernstfall seine Gemeinde, wie bereits der christliche Rhetor Endelechius (4. Jh.) in einer bukolischen Fabel herausgestellt hatte: Die Herde der Christen bleibt gesund, während die Tiere der Heiden umkommen. Der Geschichtsschreiber Orosios (5. Jh.) sah die Pest entsprechend als göttliche Bestrafung der Gottlosen. Pesttod bedeutete so *auch* Schuld, falsche Entscheidung und Verweigerung des Glaubens. Hatte man nicht vor Gott versagt? Hatte er nicht dem Opfer seine Gnade entzogen? Im achten Jahrhundert hatte man sich in Byzanz angesichts der Pest sogar gefragt, ob Gott mit der damals praktizierten Liturgie unzufrieden war (vgl. S. 38).

Daß Gott Epidemien als Strafe oder Prüfung schickte, wurde, wie schon ausgeführt (vgl. S. 38, 43, 54 f.), kaum angezweifelt. Beunruhigende Gedanken über die *Theodizee* (der Begriff selbst taucht allerdings erst bei Leibniz auf) und die scheinbare göttliche Ungerechtigkeit blieben zunächst – das Beispiel Petrarcas zeigte es – verhalten. Allerdings läßt die berühmte Klage des *Ackermanns von Böhmen* im von Johannes von Tepl dargestellten Streitgespräch mit dem Tod (um 1400) vermuten, daß Zweifel am Ratschluß Gottes und kritische Fragen zu seinen Entscheidungskriterien nach 1348 zunahmen. In der breiten Bevölkerung blieb die Hoffnung auf sein Erbarmen fast der einzige Rettungsanker. Pestheilige und Nothelfer wurden gebeten, sich bei Gott für den Betenden, seine Familie und sein Umfeld zu verwenden. In Palermo schrieb man das Verlöschen der Pest 1624 ganz selbstverständlich der hl. Rosalia zu. In Paris suchte das Volk bei Genoveva, in Este bei Thekla, in Neapel bei Januarius, in Siena bei Katharina, in Mailand bei Karl Borromäus Zuflucht. Die Fürbitte von Auserwählten, die Gott nahestanden, schien von plausibler Logik. Wie man im Florenz des 14. Jahrhunderts zur Madonna von Impruneta pilgerte, zogen noch die Pilger des 18. Jahrhundert zu unzähligen Rochus- und Sebastianskapellen. Unerwartete Heilungen oder das überraschende Ausbleiben der Pest wurden göttlichen Interventionen oder der Hilfe von Heiligen zugeschrieben. Vor dem gefürchteten *unerwarteten* Tod schützten vor allem die Muttergottes und der hl. Christophorus. Bis heute erinnern in katholischen Ländern Votivtafeln und Pestsäulen an diese Zeit. Die Bevölkerung von Oberammergau gelobte aus der Erfahrung von 1633, alle zehn Jahre in einem Passionsspiel des Leidens Christi zu gedenken, dessen *imitatio* der Pest, im Sinne Cyprians, einen metaphysischen Sinn verlieh. Auch Votivfeiern wie das Binger Rochusfest, das Goethe beschrieben hat, oder die noch heute in Venedig unter großer Anteilnahme der Bevölkerung begangenen Redentore- und Salutefeste (vgl. S. 77 f.) stärkten die Erinnerung und trugen zur *Visualisierung* der Bedrohung bei. Durch Legenden geheiligte Gegenstände wie das im Mailänder Dom verehrte Pestkreuz des Karl Borromäus oder ein im schwäbischen Kloster Bebenhausen verehrter «Sebastianspfeil» stärkten die Überzeugung, daß Gott und die Heiligen, nicht aber die Ärzte Macht über die Seuche hatten.

Vergleicht man die Welt des 14. Jahrhunderts mit der Reformationszeit, so scheint sich die Haltung zur Pest erstaunlicherweise kaum geändert zu haben. Wie schon 1348 bestanden keine Zweifel, daß die eigentliche Ursache der immer wieder aufflackernden Seuche die Verstocktheit der Menschen war. Der württembergische Reformator Johannes Brenz sah hier, um ein prominentes Beispiel zu erwähnen, den Grund für «alle andern Sucht, Plagen und Kranckheit». Die von den Protestanten favorisierte augustinische Gnadenlehre ließ erneut Fragen nach Gottes Gerechtigkeit laut werden. Heiligenverehrung, Fürbitten und wohltätige Stiftungen zur Rettung des Seelenheils wurden natürlich abgelehnt. Wie schon erwähnt, störte es einige Geistliche sogar, wenn Ärzte die Miasmentheorie verbreiteten, astrologische Konstellationen für die Pest verantwortlich machten oder zu Vorsicht und Prophylaxe mahnten – schienen doch *jede* Pestseuche und *jede* individuelle Ansteckung Gottes Vorsehung zu entsprechen. Unter diesem Gesichtspunkt erschien die Medizin *als solche* fragwürdig, da sie im Verdacht stand, Gottes Entscheidung korrigieren zu wollen. Selbst Bittgebete um Verschonung widersprachen für radikale Calvinisten dem Prädestinationsgedanken (Lang). Auch das Pro und Contra der Flucht von Ärzten und Beamten wurde noch einmal intensiv diskutiert. Luther sah hier einen Verstoß gegen die Christenpflicht, während Calvin ein gewisses Verständnis signalisierte. Auch Andreas Osiander in Nürnberg und Johannes Brenz in Stuttgart äußerten sich zu dieser Frage, die ja auch Geistliche betraf (Ulbricht).

Gedruckte «theologische Pestschriften» erschienen zunächst bevorzugt im protestantischen Umfeld. Vor allem zwischen 1565 und 1600 häufte sich diese Literaturgattung. Luthers erwähnte Schrift *Ob man vor dem Sterben fliehen möge* (1527) spielte eine wichtige Vorreiterrolle. Der sächsische Pfarrer Christoph Reichelt wies 1581 darauf hin, daß man die entscheidende Arznei «nicht bekömpt von S. Sebastiano oder Rocho, sondern von Herrn Christo, dem rechten Israels Aerzte selbsten». Das Buch Ecclesiasticus und der 91. Psalm wurden vielzitierte Trostquellen. 1572 ließ Christoph Vischer 21 Predigten zu diesem Psalm drucken. «Ob tausend fallen zu deiner Seiten und zehntausend zu deiner Rechten, es wird dich doch nicht treffen» – in diese Zeilen legte der gläubige Protestant seine Hoffnung. Noch 1682 erschien in Hamburg *Die Achtmahlige unterschiedene Übersetzung und heilsame Betrachtung des 91. Psalms,* eine Art Gegenprogramm zum katholischen Heiligenkult, wobei der Psalm natürlich auch zu den katholischen Pestgebeten zählte. Wie Luther und im Gegensatz zu Calvin verurteilte dessen Glaubensgenosse Theodor Beza (1579) die Flucht von Ärzten und Amtsträgern. Der Braunschweiger Pfarrer Columbinus warf 1598 den Calvinisten allerdings vor, zu sehr der Vernunft zu gehorchen. Ihre Einstellung habe, so seine Unterstellung, die Pest als Strafe Gottes hervorgerufen. Als schlimmste Sünder – und damit indirekte Verursacher der Pest! – galten, von den Katholiken abgesehen, die eigenen Abweichler.

Pestschriften wurden auch zur Disziplinierung bzw. Erziehung der Gemeinden herangezogen. Im Württemberg des 18. Jahrhunderts rügten pietistische Kanzelprediger Hausfrauen und Gemeindemitglieder, welche die «Kehrwoche» versäumt hatten, die mit dem Gebot der Nächstenliebe, aber auch der Verpflichtung gegenüber der christlichen Gemeinde begründet wurde. Die Sauberkeit der Wohnungen und Straßen wurde so durch Anordnungen der Geistlichkeit und deren penible Kontrollfunktion gefördert – wer hier sündigte, vermehrte nach der Miasmenlehre das Pestrisiko für die Gemeinschaft! Mit ähnlichen sowohl theologischen wie medizinischen Argumenten hatte bereits 1563 der Pfälzer Arzt und Reformator Thomas Erast für eine regelmäßige Häuserreinigung plädiert. Pestprophylaxe und Erziehung gingen Hand in Hand. Die herausgehobene, gottgewollte Rolle der Obrigkeit schien notwendig, um das Gemeinwesen zu schützen. Hinter mancher Pestordnung steckte unverblümt die Idee der sozialen Kontrolle. Die Unberechenbarkeit der Pest versetzte auch die protestantische Welt in Angst. Der Wolgaster Totentanz sprach dieselben «Antennen» an wie bei den Katholiken. Jeden konnte der Seuchentod treffen. Doch es wäre, so die Meinung der Auftraggeber, besonders schön gewesen, wenn sie den Papst und den Sultan getötet hätte, die vom Maler auf negative Weise herausgestellt wurden.

Bis zur Aufklärung bediente man sich, um die Pest zu ergründen, einer Mischung von religiösen, medizinischen (miasmatischen oder kontagientheoretischen) und magischen Erklärungen. Die aus dem Spätmittelalter übernommene These, daß Gott allen Grund hatte, die Menschen zu strafen, war schwer zu widerlegen. Die wirkliche Ursache der Seuche war bis zum 19. Jahrhundert nicht einmal im Ansatz bekannt. Noch Goethes Generation konnte sich nicht sicher sein, daß der Schwarze Tod für

Mitteleuropa keine Gefahr mehr darstellte, weshalb sich in jedem
besseren Haushalt gedruckte Anleitungen fanden, wie man sich
im Falle eines Falles zu verhalten habe. Wie es der Mode der
Zeit entsprach, experimentierte man sogar mit Impfungen. Die
Pest und ihre Überwindung wurden nun zur Herausforderung
aufgeklärter Naturforscher und Ärzte (vgl. S. 109–114).

Geißlerzüge und Judenverfolgungen

Zwei ebenso fatale wie folgenreiche Begleitphänomene des Schwarzen Todes unterstrichen die mentale und psychische Ausnahmesituation, in welcher sich Europa um 1348 befand: Geißlerzüge und Judenverfolgungen. Flagellantenbewegungen gab es zwar seit dem 13. Jahrhundert, doch erreichten sie zur Zeit der Pest einen dramatischen Höhepunkt. In einer Zeit, als nur die Mutigsten wagten, nicht an das Jüngste Gericht zu glauben, war der Einfluß der moralisierenden Mahner gewaltig. Es fiel, wie schon erwähnt, nicht schwer, die Katastrophen der Zeit als chiliastische Zeichen zu deuten. Von Ungarn aus durchwanderten die Geißler Teile Österreichs, Polens, der Niederlande, der Schweiz und Frankreichs. Ihr erster Auftritt *nach* dem Ausbruch der Pest ist im Herbst 1348 in der Steiermark verbürgt. Er war – zweifellos ein nicht unwillkommener Wink des Schicksals! – von Unwettern begleitet, welche die Wein- und Getreideernte vernichteten. Kein Wunder daß man die unheimliche Schar als Vorboten des Weltuntergangs betrachtete. Im typischen Fall bewegte sie sich an noch pestfreien Orten, um gemeinsam mit der dortigen Bevölkerung Gott um Verschonung vor der Seuche, aber auch um Aufschub des Weltendes zu bitten. Man bewegte sich rhythmisch, streckte die Arme zum Himmel, warf sich auf den Boden und schrie zu Gott. Bestimmte Sünden wurden öffentlich durch einschlägige Gesten bekannt: Ehebrecher wälzten sich auf einer Körperseite, Mörder auf dem Rücken. Blutige Striemen und eine schmerzverzogene Mimik galten als Beweise tiefster Reue. Die Selbstbestrafung galt als letztes Mittel, Gottes Ratschluß rückgängig zu machen. Heinrich von Herford notierte in seiner *Weltchronik* (1355): «Jede Geißel war eine Art Stock, von welchem drei Stränge mit großen Knoten herabhingen. Mitten durch die Knoten liefen von beiden Seiten sich kreuzende, eiserne, nadelscharfe Stacheln, die in der Länge eines Weizen-

korns oder etwas mehr aus den Knoten ragten. Mit solchen
Geißeln schlugen sie sich auf den entblößten Oberkörper, so
daß dieser blau verfärbt und entstellt anschwoll und das Blut
nach unten lief und die benachbarten Wände der Kirche, wo-
rin sie sich geißelten, bespritzte. Zuweilen trieben sie sich die
eisernen Stacheln so tief ins Fleisch, daß man sie erst nach
wiederholten Versuchen herausziehen konnte.» Es gab «Bußfahr-
ten», an denen, glaubt man zeitgenössischen Quellen, bis zu
10 000 Geißler teilnahmen. Bezeichnend ist, daß die Geißlerzüge
stets *vor* Ausbruch oder *nach* Abflauen der Pest zunahmen, als
das Gefühl der Krisenzeit übermächtig war und der Mensch
Zeit fand, über seine Lage zu reflektieren.

Das Erlebnis der Pest führte immer wieder zur Frage nach
ihrer Ursache. Da die Medizin versagte, lag es für viele nahe,
daß finstere Mächte oder böse Menschen ihre Hand im Spiel
hatten. Der «böse Blick» wurde schon erwähnt. Im 14. Jahrhundert waren es die Juden, im 16. und 17. Jahrhundert angeb-
liche Giftmischer, welche der absichtlichen Seuchenverbreitung
beschuldigt wurden. Den Juden warf man *Brunnenvergiftung*
vor, d. h. die künstliche Produktion schädlicher Miasmen, die
nach schulmedizinischer Auffassung bevorzugt über Zisternen
und Brunnen entstanden, deren Wasser «faulig» schien. Die Be-
schuldigung einer bestimmten sozialen Gruppe hatte offensichtlich eine Art Katharsis-Funktion. Entsprechende Traditionen
bestanden seit Jahrhunderten. Was die Juden betraf, war die
Erinnerung an hochmittelalterliche Pogrome, etwa am Rhein
im 13. Jahrhundert, durchaus lebendig. In England war im
13. Jahrhundert fast die gesamte jüdische Bevölkerung vertrie-
ben oder ausgelöscht worden! Ihre Verfolgung konnte sich auf
bestimmte Vorgehensmuster berufen. Guy de Chauliac berichtete, daß der Verdacht der Pestverbreitung auch sonstige Außen-
seiter traf, etwa Aussätzige und Arme, aber auch sehr Reiche
und gewisse Adlige. Diskriminierende Kleidungsvorschriften
wurden nicht nur Juden, sondern z. B. auch Leprösen und sogar Wundärzten aufgezwungen. Ebenso konnten wirtschaft-
liche Gründe zur Ausgrenzung beitragen. Da der Zutritt zu
Handwerkerzünften und öffentlichen Ämtern Juden verschlos-

sen blieb, wurden viele auf den Geldverleih und Kleinhandel – beide waren Christen zumindest auf dem Papier verboten – zurückgeworfen. Doch arbeiteten nicht wenige, in Konkurrenz zu den Christen, auch als selbständige Ärzte, Kaufleute, Handwerker oder Hausierer. Es läßt sich leicht nachvollziehen, daß ein tüchtiger Konkurrent – und Tüchtigkeit war für Minderheiten eine Überlebensbedingung – mit Neid und Mißtrauen betrachtet wurde.

Immerhin opponierte zuweilen der gesunde Menschenverstand. So nahm Clemens VI. in Avignon die jüdische Bevölkerung unter anderem mit dem pragmatischen, auch von den haßerfülltesten Judengegnern kaum widerlegbaren Argument in Schutz, viele von ihnen seien selbst der Seuche erlegen. Es sei aber unwahrscheinlich, daß sie ihr eigenes Wasser kontaminiert hätten. Auch die Ratsprotokolle von Köln oder Straßburg beweisen, daß zunächst nicht überall der Propaganda geglaubt wurde. Die antijüdische Polemik wurde allerdings durch die eschatologische Grundstimmung verschärft. Namhafte Theologen, von Hippolytus im 3. bis zu Abt Adso von Montier-en-Der im 10. Jahrhundert, hatten dem Antichrist, der am Ende der Zeiten seine temporäre Herrschaft errichten wird, eine jüdische Abstammung unterstellt. Er galt demnach als Abkömmling des Stammes Dan und wurde häufig mit dem von den Juden noch zu erwartenden Messias gleichgesetzt. In den Volksschauspielen des Mittelalters erhielt er nicht selten «jüdische» Züge. Die Angst vor dem Ende vermischte sich mit der Angst vor dieser Figur. Überreaktionen waren zu erwarten. Theologische und juristische Argumente ließen sich leicht finden. Ein Jahrhundert vor der Pest hatte Thomas von Aquin konstatiert, die Kirche könne über jüdisches Eigentum verfügen, «da die Juden ihre Sklaven sind». Obgleich sein Zeitgenosse Innozenz IV. gegen den Talmud polemisierte und dessen Vernichtung forderte, nahm der Papst aber 1247 die Juden entschieden gegen «Blutbeschuldigungen» in Schutz, aus denen sich später die Vergiftungsmythen entwickelten. Ebenso lehnte die kirchliche Führung Zwangstaufen und -bekehrungen ab.

Ausschlaggebend für die Verschwörungstheorien waren Vorwürfe, die – bezeichnenderweise wiederum längst *vor* der Pest (1321) – in Aquitanien aufgetaucht waren: Man beschuldigte dort Aussätzige, im Auftrag der Juden die Brunnen und Quellen der Christen vergiftet zu haben. Auf Grund der Aussage eines Leprösen glaubte man sogar über die Zusammensetzung des Gifts informiert zu sein. Menschenblut, Urin, das Pulver entweihter Hostien und geheimnisvolle Zauberkräuter galten als Bestandteile. Der Aussätzige gab zu Protokoll, ein reicher Jude habe ihm das Gift übergeben und für sein Verbrechen Geld bezahlt. Höhere Summen seien in Aussicht gestellt worden, falls weitere Aussätzige für Mordanschläge gewonnen werden konnten. Nach anderen Quellen hatte der König von Tunis das Giftkomplott angezettelt. Auch wurde kolportiert, der Satan selbst wolle auf diese Weise die Christenheit vernichten. Nach Ausbruch der Pest 1348 gestand in Frankreich ein jüdischer Arzt unter der Folter, ein Glaubensbruder habe in Chambéry Giftbeutel verteilt, ja mit Hilfe von Komplizen in andere Regionen verschickt. Eine auf diese Weise angeheizte Pogromstimmung sorgte im Umfeld der Pest, welche die meisten Kommunen ja noch nicht erreicht hatte, für massive Ausschreitungen, die besonders in Süddeutschland, etwa am Oberrhein dokumentiert sind. Es bleibt aber festzustellen, daß Pestalltag, Geißlerzüge und Judenverfolgung niemals an einem Ort *gleichzeitig* nachweisbar waren.

Der Aufstieg des Mittelstandes, vor allem der Zünfte, war für die Zeit nach 1349 charakteristisch (vgl. S.47). Die Juden büßten fast überall ihren verbrieften Rechtsstatus ein. Sie konnten in den meisten Städten weder das Bürgerrecht noch in freier Wahl Grundstücke erwerben und verloren zudem den Schutz Karls IV., der ihr Vermögen vielerorts den verschuldeten Kommunen überließ oder seine Verbindlichkeiten mit jüdischem Vermögen beglich (noch im Herbst 1347 hatte er der jüdischen Gemeinde in Straßburg einen Schutzbrief ausgestellt!). Auch viele Reichsfürsten und Adlige unterstützten, etwa am Oberrhein, die Verfolgung der Juden, da sie ihre Schuldner waren (Jäckel). Die Handwerker und Händler, welche nunmehr vielerorts die Ratsversammlungen kontrollierten, verhielten sich zudem, nicht zuletzt aus Konkurrenzangst, gegenüber Minderheiten weitaus intoleranter als die weltoffenere Kaufmannsschicht, die zuvor den Ton angegeben hatte, an den Progromen allerdings keinesfalls unschuldig war.

Verharmlosungen

Die Verarbeitungsstrategien, mit denen man der Pest begegnete, waren vielfältig, entsprachen aber auch überkommenen Verhaltensmustern. So tendierten die Obrigkeiten seit der Justinianischen Pest dazu, aufkeimende Seuchen zunächst für harmlos zu erklären. Man zögerte bewußt, die Pest und die mit ihr verbundene Gefahr öffentlich anzuerkennen. Aus Angst vor Panik, Massenhysterie, Massenflucht und unkontrollierbarem Verhalten der Erkrankten und Gefährdeten unterstellte man in der Regel zunächst harmlosere Diagnosen. Der Ernstfall wurde sozusagen billigend in Kauf genommen, obgleich bei einer so aggressiven Seuche wie der Pest im Falle eines Irrtums ein Massensterben unvermeidlich schien. Vor allem italienische Pestchroniken lassen erkennen, daß staatliche Restriktionen fast immer mit charakteristischen Verzögerungen eingeleitet wurden. Die Regierungen hielten das Zurückhalten der Unglücksbotschaft offenbar sogar für ihre Pflicht. Häufig wurde zunächst eine nebulöse Diagnose gestellt (was die Viersäftelehre ohne weiteres erlaubte), die letztendlich den Pestalltag um so grausamer erscheinen ließ. Natürlich befanden sich die Behörden in einer mißlichen Lage. Die prophylaktische Isolierung aller Fremden, die Verhaftung der Verdächtigen, der Ausschluß der Erkrankten aus der Gemeinschaft hatte nicht nur unzählige individuelle Benachteiligungen zur Folge, sondern ebenso einen Einbruch des Handels, ja eine Intensivierung fast aller sozialen, ökonomischen und politischen Probleme. Dabei war die Pest von 1348 selbst eine indirekte Folge der Stabilisierung der innerasiatischen Handelswege durch die Mongolenherrschaft. Erstmals seit Jahrhunderten bestand so für westliche Handelsstädte, etwa Genua oder Venedig, die Möglichkeit, mit asiatischen Kaufleuten ungehindert Waren zu tauschen. Das fortschrittliche Zusammenrücken von Asien und Europa wurde freilich von einer tückischen *unification microbi-*

enne du monde (Le Roy Ladurie) begleitet. Daß 1347/48 die Katastrophe von der Krim ihren Ausgang nahm, wo italienische Kaufleute einen Stützpunkt hatten, war kein Zufall. Der Handel, der vor der Pest bebte, hatte sie begünstigt!

Das Phänomen der anfänglichen Verharmlosung läßt sich bis ins 18. Jahrhundert beobachten. Als die Hansestadt Bremen zwischen 1623 und 1628 dezimiert wurde, verzichtete der Rat aus populistischen und ökonomischen Überlegungen auf Versammlungsverbote. Trotz der grassierenden Seuche wurden Märkte und Volksfeste abgehalten. In ähnlicher Weise reagierte die Regierung Venedigs 1576/77. Der Irrtum zweier Paduaner Medizinprofessoren bestärkte den Senat der Stadt, die Pest zu negieren, obwohl bereits viele Einwohner starben (vgl. S. 75 f.). Auch während der letzten Hamburger Pestepidemie (1813) entschloß sich der Rat zu einer Verharmlosungsstrategie. Die ersten Pestfälle wurden als saisontypische «hitzige» Krankheiten verharmlost, wodurch wertvolle Zeit für Vorsorgemaßnahmen verstrich (Boyens). In diesem Zusammenhang sollte das Phänomen der *Angst* nicht unterschätzt werden. Drohen Krisen, Kriege oder ernste Krankheiten, versucht man gerne, sich selbst zu betrügen. Dies gilt selbstverständlich auch für Ärzte und Behörden. «Indem sie die Bevölkerung in Sicherheit wiegten, beruhigten sie sich selbst», schrieb Delumeau. Es kam vor, daß Stadtregierungen, wenn ein Arzt eine pessimistische, aber zutreffende Diagnose gestellt hatte, so lange weitere Mediziner konsultierten, bis alle Bedenken zerstreut waren. Manzoni, der nicht nur ein glänzender Schriftsteller, sondern auch ein subtiler Kenner der Quellen war, schrieb so über die Mailänder Pest von 1630:

«Die Not des vergangenen Jahres, die Bedrückung durch die Soldaten, die Trübsal der Gemüter schienen mehr als genügende Gründe, um die Sterblichkeit zu erklären. Wer auf den Plätzen, in den Läden, in den Häusern ein Wort über die Gefahr äußerte, wer die Pest erwähnte, dem wurde mit ungläubigem Spott, mit zürnender Verachtung begegnet. Dieselbe Ungläubigkeit oder, um es besser zu sagen, dieselbe Verblendung und Halsstarrigkeit hatte auch im Senat die Oberhand, im Rat der Dekurionen und bei jeder Behörde».

In dieser Stimmung war jeder Beamte wie jeder Arzt versucht, der Erwartung seiner Auftraggeber entgegenzukommen und die Pest zu leugnen. Zweifellos herrschte in solchen Zeiten ein «Einverständnis darüber, gewisse tabuisierte Wörter nicht auszusprechen. Wenn man sie einmal aussprach (und nicht etwa wenn der erste Verdachtsfall auftrat!), brachen Panik und Unzufriedenheit aus» (Delumeau). Angesichts der Gefahr suchten selbst die Fachleute und Ärzte für sich und ihre Familien, häufig wider besseres Wissen, nach Hoffnungsankern. Durch Verdrängung der Realität konnten so subjektiv lebenswerte Tage gewonnen werden. Freilich konnten hinter dieser Zögerlichkeit auch konkrete Interessen stehen. In Barcelona beklagte der Gerbermeister Miquel Parets 1651 die Raffgier der Reichen, denen er vorwarf, die Pestdeklaration aus Handelsinteressen und Egoismus verzögert zu haben (Amelang). Daß man die Augen vor der Gefahr verschloß, ließ sich auch in Schweizer und niederländischen Städten nachweisen, wo die Zünfte ihre Vorteile durchzusetzen versuchten. 1764 protestierten russische Kaufleute gegen Importverbote aus Konstantinopel, deren Wirksamkeit dadurch relativiert wurde, daß sie nicht für ihre griechischen Konkurrenten galten. Auch Korruption und Parteilichkeit konnten so den Pestalltag beeinflussen. Nichts mit Verharmlosungen hatten allerdings Bittprozessionen zu tun, die von Justinians Zeiten bis zum 17. Jahrhundert eine wichtige Rolle spielten. Das verzweifelte Volk lechzte nach metaphysischem Beistand, und weder Gregor der Große noch Karl Borromäus, der mutige Mailänder Erzbischof, der sich während der Pest 1576–78 bewährte, hatten die Absicht, die Gefahr zu leugnen (vgl. S. 39, 82). Verharmlosungen seitens der Behörden blieben im übrigen bis in unsere Tage ein politisches Mittel, der Verängstigung der Bevölkerung zu begegnen. In Deutschland ließ z.B. in den Achtzigerjahren des 20. Jahrhunderts, auf dem Höhepunkt der öffentlichen Aids-Angst, die damalige Gesundheitsministerin durch Anschläge bekanntmachen, die Seuche sei wenig aggressiv. Selbst wer HIV-positiv sei, müsse kaum mit einer Manifestation der Krankheit rechnen ...

Tatsächlich hatten die Obrigkeiten keine leichte Aufgabe. Ein

Großteil der Bevölkerung stand Seuchenverlautbarungen und offiziellen Ankündigungen grundsätzlich skeptisch gegenüber. Mit gutem Grund versuchten die Behörden, auch psychologische, ökonomische und medizinische Faktoren zu berücksichtigen. Um so stärker machte sich Enttäuschung breit, wenn abrupt, von heute auf morgen, harte Maßnahmen eingeleitet wurden. Zuweilen fanden sich Menschen, die morgens noch beruhigt worden waren, abends in Pestspitälern wieder. In manchen Städten gab es regelrechte Aufstände, die zu Ausbruchversuchen und Morden führten. Selbst kriegsähnliche Ausnahmezustände waren möglich, vor allem wenn die Pest ohne Abschwächung wochen- oder monatelang anhielt.

Die Tendenz zur Verharmlosung dürfte auch durch ärztliche Codices gefördert worden sein, nach denen eine radikale Aufklärung des Patienten als unethisch galt. Die Wahrheit sollte – so bereits die mittelalterliche Tradition – nur dann ausgesprochen werden, wenn der Tod unmittelbar bevorstand und der Kranke zur Beichte anzuhalten war. Zunächst schienen aber Ablenkungen, ja «therapeutische Lügen» gerechtfertigt. Der *medicus prudens* hatte, so der Hamburger Arzt Roderich Castro (1614), stets *auch* die psychologische Wirkung einer schonungslosen Aufklärung zu bedenken. Was einzelnen galt, schien auch für die Masse angezeigt, zumal die öffentliche Ordnung gefährdet schien.

Venedig als Exempel

Wie in kaum einer anderen europäischen Stadt ist das Kommen und Gehen des Schwarzen Todes über Jahrhunderte in Venedig belegt. Ungeachtet ihrer besonderen topographischen Lage mag das Schicksal der Serenissima demjenigen vieler anderer Hafen- und Handelsstädte geglichen haben. Die Dokumentation blieb hier bis zum Untergang der alten Republik lückenlos. Nach dem Zeugnis des Dogen und Geschichtsschreibers Andrea Dandolo kam 1348 «el terzo deli habitadori» um. Die Seuche grassierte zunächst unter den Obdachlosen, die wegen einer Hungersnot 1347 in die Stadt gekommen waren. Sie wurden als erste «auf Befehl einer vom Senat ernannten Notstandskommission auf abgelegenen Inseln in Gruben geworfen». Einige Geistliche und Totengräber wurden dazu verdammt, an diesen gefürchteten Orten auszuharren. Die registrierte Bevölkerung wurde zunächst nach wie vor auf Kirchhöfen innerhalb der Stadt beerdigt. Nach der Chronik von San Salvatore, einer Kirche in der Nähe des Rialto, wurden dort täglich 25 bis 30 Menschen beigesetzt. «Es herrschte dabei ein so großer Gestank, daß die Regierung in großer Menge Sand auf die Friedhöfe der Stadt bringen ließ. Es nützte freilich wenig.» Die Stimmung war von Angst geprägt. Man fürchtete die Ansteckung, die durch Ausdünstungen, aber auch, wie man glaubte, durch bloßen Augenkontakt möglich war. Schließlich bereitete die zunehmende Kriminalität Probleme. Die Zahl der Nachtwächter, Polizisten und Gesundheitsbeamten wurde drastisch erhöht. Als man bemerkte, daß im Hafen immer mehr Fremde mit Pestsymptomen ankamen, erging die streng klingende, letztlich aber hilflose Anordnung, «anzukündigen und anzuschlagen, daß von den Gebieten außerhalb Venedigs kein Kranker mehr einreisen darf, und zwar unter Androhung der Galeerenstrafe und Verbrennung des betreffenden Schiffs sowie einer Geldbuße». Eine vollständige Einreisesperre folgte, doch konnte sie in einer offenen Hafenstadt nicht so effektiv sein wie etwa in Mailand (s. S. 33 f.). Zudem gab es von Anfang an Ausnahmeregelungen. Immerhin mußten Gondolieri und Bootsbesitzer, die krankheitsverdächtige Personen oder Unbekannte transportierten, mit harten Strafen rechnen. Anfang Juli 1348 war der Große Rat, der die Ankunft der pestbringenden Galeeren untersuchen sollte, selbst beschlußunfähig. Das Volk wurde darüber informiert, «daß nunmehr die Angelegenheiten des Staates nicht mehr erledigt werden können, es sei denn man findet durch Gottes Gnade irgendein Heilmittel gegen die Pest». Unzählige Male resignierten die Behörden in den folgenden Jahrhunderten – von Pera bis Lissabon, von Messina bis London – auf ähnliche Weise.

Daß einzelne Kommunen durch eine *relative* Immunisierung – jeweils nach Abklingen einer Pest – etwa 20 Jahre von der nächsten Epidemie verschont blieben, läßt sich für Venedig nicht belegen. Die Verbindungen zur Levante waren hier traditionell eng, so daß die Stadt allein zwischen 1348 und 1576 mehr als zwanzigmal heimgesucht wurde. 1486 wurde eine ständige Gesundheitsbehörde mit der Aufgabe der Seuchenkontrolle und Organisation des notwendigen Personals eingesetzt (Ad-hoc-Kommissionen dieser Art hatte es allerdings, je nach Bedarf, bereits seit 1348 gegeben). Die Katastrophe von 1576 erinnerte in vielem an das 14. Jahrhundert. Tatsächlich hatten sich die Erkenntnisse der Schulmedizin kaum weiterentwickelt. Die Gesundheitsbehörden (Provveditori della Sanità), welche sich der Gefahr durchaus bewußt waren und erste Vorsichtsmaßnahmen eingeleitet hatten, beugten sich zunächst der krassen Fehldiagnostik zweier aus Padua zugezogener Fachexperten, welche die Pest vehement bestritten. In Gegenwart des Dogen fand im Juni 1576 eine medizinische Disputation statt, bei der die Professoren Girolamo Mercuriale und Girolamo Capodivacca ihre Überzeugung verteidigten, es handle sich zwar um «mali perniciosi et contagiosi», aber nicht um die Pest. Zudem gäbe es keine Hinweise auf schädliche Miasmen. Beide erklärten sich demonstrativ bereit, Kranke zu besuchen. Jedermann durfte sich weiter frei in der Stadt bewegen. Die Kennzeichnung

befallener Häuser wurde aufgehoben. Der Irrtum der Koryphäen
wurde allerdings von Tag zu Tag offenkundiger. Als Hunderte
täglich starben, baten sie, von ihren Aufgaben entbunden zu
werden. Da beide Seiten, Ärzte wie Verwaltung, blamiert waren,
wurden sie heimlich nach Padua entlassen, was für diese Stadt
natürlich ebenfalls eine Gefährdung bedeutete.

Nichtakademische Heiler wurden, da sie zur Ader ließen
und die schmerzhaften Pestbeulen öffneten, häufiger Opfer der
Seuche als die akademisch gebildeten Ärzte (Rodenwaldt). Wie
so oft zuvor wurden öffentliche Versammlungen verboten, das
Tragen von Trauerkleidung untersagt und die Veröffentlichung
der Namen der Toten eingestellt. Wie es seit dem 14. Jahrhundert
üblich war, verpflichtete die Signoria Vagabunden oder Kriminelle, die Leichen aus den Häusern zu tragen und zu Massengräbern auf hierfür in der Lagune ausgesuchten Inseln zu transportieren. Wie früher die Aussätzigen machten sie sich durch
Glöckchen bemerkbar. Neben dem *Lazzaretto Vecchio*, dem
1423 errichteten, ersten kontinuierlich unterhaltenen Pestspital
der Welt (nördlich der Alpen gab es solche durchaus kostspie-
ligen Einrichtungen erst im 16. Jahrhundert!), wurden weitere
Inseln als *Isolier-* bzw. *Quarantäne*stationen benützt, so der *Lazzaretto Nuovo*. Der Begriff *Lazarett* dürfte ebenfalls in Venedig entstanden sein: es handelt sich wohl um eine Vermischung
des Namens des alten Inselklosters *Santa Maria di Nazareth*
(wo die manifest Erkrankten isoliert wurden) mit demjenigen
der dem hl. *Lazarus* geweihten benachbarten Aussätzigeninsel.
Wer unter den Bildern der heiligen Markus, Rochus und Sebastian das Haupttor der Pestinsel durchschritten hatte, mag an
Dantes Bemerkung zur Inferno-Tür gedacht haben: «Laßt jede
Hoffnung ihr, die ihr eintretet.» Die Mehrheit der hier internier-
ten Kranken erwartete fern der Familie ein einsamer, schmerz-
hafter Tod. Rodenwaldt errechnete allein für 1576/77 etwa
46000 Tote, was einem Viertel der venezianischen Bevölkerung
entsprach. Die passagere Isolierung Verdächtiger auf der Qua-
ratäneinsel, die im Ernstfall um andere Inseln wie San Clemente
und San Giacomo in Palude erweitert wurde, gehörte ebenfalls
zu den eingespielten Notfallmaßnahmen. Die Durchführung der

Seuchengesetze wurde streng überwacht. Entzog sich ein Verdächtiger der Kontrolle, drohte ihm die Hinrichtung durch Erhängen oder Ertränken. Denunziationen waren erwünscht, ja galten, da das Gemeinwohl in Gefahr war, als moralisch gerechtfertigt. Wer Kleider von Pesttoten verkaufte, riskierte ebenfalls sein Leben. Schulen, Schenken, Spielstuben und Bordelle wurden bei jedem Pestausbruch geschlossen. Die Stadtviertel durften nur mit einem Gesundheitspaß gewechselt werden. Bettler durften nicht mehr umhergehen, da man ihre verwahrloste Kleidung für infektiös hielt (in Wirklichkeit hing die Vitalität des Pestflohs von der ihn umgebenden Temperatur ab, vgl. S. 112). In Kirchen wie San Marco und San Zaccaria wurden Kirchendiener angestellt, um sie zu verjagen. Pläne einer Ausweisung aller Obdachloser in eine Zeltstadt auf der Terraferma scheiterten an den Kosten (Dinges 2005). Nachdem die Pest im Herbst 1576 abgeflaut war, meldete sie sich überraschenderweise bereits im Frühjahr 1577 zurück. Diesmal flohen auch viele Beamte und Ärzte.

Anfang September gelobte der Doge Alvise Mocenigo, falls die Pest von der Stadt genommen würde, den Bau der Kirche Il Redentore. Während eines Bittgottesdienstes in San Marco nahm er in einer dramatischen Geste die Schuld der Stadt auf sich. Wenige Wochen später erlag er der Seuche. Den Grundstein für die berühmte Votivkirche, die von Andrea Palladio geplant wurde, legte 1577 sein Nachfolger im Amt, Sebastiano Venier, einst Befehlshaber der siegreichen venezianischen Teilflotte in der Schlacht von Lepanto (1571). Wie die Türkengefahr galt auch die Pest als existentielle Herausforderung. Für die Venezianer symbolisierte sie aber auch den politischen und kulturellen Niedergang ihrer Stadt. Zypern schien seit Lepanto verloren, Brände im Dogenpalast kennzeichneten die Krise der durch diesen symbolisierten Machtstruktur. Dagegen hatte die nächste große Pestkatastrophe (1630) bereits mit einer militärischen Niederlage gegen Mantua begonnen. Vielleicht wurde sie sogar – wenn nicht durch eigene Söldner – durch Boten des Siegers in die Lagune eingeschleppt. Die Maßnahmen der Regierung entsprachen denen von 1576/77. Wiederum wurden die

Kranken auf Pestinseln gebracht, die zahllosen Verdächtigen und Kontaktpersonen, darunter viele Matrosen und Söldner, in Quarantänestationen. Am 20. Oktober bat der Senat Gott feierlich um Errettung der Stadt, die dem Schutz der Madonna anvertraut wurde, der man, wie 1577 dem Erlöser, eine Votivkirche versprach. Ein Gnadenbild aus Kreta bildete fortan den Mittelpunkt von *Santa Maria della Salute*. Der Architekt Baldassare Longhena baute eine der eindrucksvollsten Kirchen Venedigs und demonstrierte zum letzten Mal die (in Wirklichkeit bröckelnde) Macht der Serenissima durch das Mittel der Architektur. Größe und Schönheit der Kirche, die mit Säulen aus dem römischen Theater von Pola geschmückt wurde, standen aber auch im Widerspruch zur nach wie vor offenkundigen Hilflosigkeit der Ärzte. Die Pest von 1630 war in Venedig die letzte, die sich mit 1348 oder 1576/77 vergleichen ließ. Dies konnte im 17. Jahrhundert freilich niemand wissen.

Über Jahrhunderte war Venedig, was die Durchsetzung von Pestverordnungen und Notstandsgesetzen anging, Vorbild für andere Städte. Bis zum Ende des 17. Jahrhunderts galt Italien allgemein als «der strengste Ort, wenn es um die Gesundheit geht» (Naphy/Spicer). Am Rialto erschienen 1570 auch Palladios *Vier Bücher über die Architektur*, in denen die Bedeutung von Luft, Licht, Klima, Lage und Landschaft für das menschliche Wohlergehen herausgestellt wurde. Ob man krank war bzw. von einer Seuche heimgesucht wurde, hing auch von den genannten Faktoren ab. Der große Architekt berief sich auf den Florentiner Universalgelehrten Leon Battista Alberti, der bereits im 15. Jahrhundert die Bedeutung des Klimas für die Gesundheit herausgestellt und vom Bauherrn prophylaktische Maßnahmen verlangt hatte. Wer in trockener, kühler Umgebung, geschützt vor schwülen Südwinden und Feuchtigkeit wohnte, hatte, so die Meinung der Renaissanceärzte und –architekten, ein deutlich reduziertes Risiko, an der Pest und anderen Infektionskrankheiten zu erkranken (Bergdolt 1992).

Neapel, Mailand, London
und andere Städte

Weit über das individuelle Risiko hinaus – *jeder* Bürger lebte zu Seuchenzeiten in höchster Gefahr! – implizierte eine Pestwelle vielfältige Konflikte und Probleme. Obrigkeitliche Strenge und konservative Volksgläubigkeit (gerade in Notzeiten hielt das Volk gerne an alten Riten fest!) kollidierten ebenso wie die Interessen der Kaufmannschaft, welche die Freiheit und Offenheit des Handels nur ungern eingeschränkt sah, mit den Vorschriften der Gesundheitsbehörden. Diesen bzw. den hinter ihnen stehenden Stadtregierungen ging es dabei nicht allein um die Rettung von Menschenleben, sondern auch um die Erhaltung der Macht- und Wirtschaftsstruktur des Gemeinwesens. Ob es sich um die Pocken, die Pest oder später die Cholera handelte – die behördlichen Maßnamen mußten, sollten sie Wirkung zeigen, *einschneidend* sein. Die notwendige Sozialdisziplinierung war hart und nicht ohne Drohungen durchsetzbar. Im Interesse der Gesellschaft, aus präutilitaristischen Gründen, wurden fast regelmäßig die individuelle Freiheit eingeschränkt und die Rechte des Staates gestärkt.

Der umfassende Apparat einer kommunalen Seuchenabwehr wurde exemplarisch noch einmal in Marseille in Gang gesetzt, das 1720, von Moskau abgesehen, als letzte europäische Stadt von einer einschneidenden Pestkatastrophe heimgesucht wurde. Die Irrfahrt der *Grand-Saint-Antoine*, eines Handelsschiffs, das einige verpestete Häfen im Osten angelaufen hatte, deshalb vielerorts abgewiesen worden war und schließlich in Marseille anlegte, erinnerte sogar an die große Epidemie von 1348, als ebenfalls vor allem Schiffe, Matrosen und Kaufleute die Seuche verbreiteten. Innerhalb weniger Monate starben etwa 30000 Menschen, d. h. ein Drittel der Einwohner. Hier war keine übertreibende Rhetorik Vorbild, und man könnte sich fragen, warum – bei ähnlichen Zahlenangaben – den Chronisten des 14. Jahrhunderts immer wieder mißtrauisch begegnet wird. Während für 1348 und die großen Seuchen, die im 16., 17. und 18. Jahrhundert Mittel- und Nordeuropa heimsuchten (etwa Edinburgh 1597, Danzig 1624, Bremen und Lübeck 1625, Augsburg 1628, London 1603, 1625, 1636 und 1665, Wien 1679, Marseille 1720, Moskau 1751, um nur einige zu nennen!), die Diagnose *Pest* nach wie vor am wahrscheinlichsten erscheint, läßt sie sich in Einzelfällen allerdings auch ausschließen. So dürfte es sich bei der Seuche, die 1425 Florenz heimsuchte, mit Sicherheit um eine epidemische Darminfektion gehandelt haben, während der u. a. von Francis Bacon untersuchten Infektionskrankheit, die 1577 Oxford dezimierte, wohl eine Typhusinfektion zugrunde lag. Bei einigen Seuchen, die nach 1500 England und Deutschland heimsuchten, handelte es sich um den von John Caius beschriebenen «Englischen Schweiß» (Sudor Anglicus). Wegen dieser tückischen Epidemie, die letztmals 1551 in Shrewsbury wütete, wurde 1527 sogar das «Marburger Religionsgespräch» zwischen Luther und Zwingli abgebrochen. Der Theriak und das Guajakholz galten als Therapie der Wahl.

Vor allem in Italien gehörten Pestkatastrophen seit den Epidemien des 14. Jahrhunderts jahrhundertelang zum Alltag. Venedig war hier nur ein markantes Beispiel. Allein zwischen 1629 und 1631 wurden Brescia, Bergamo, Monza, Como, Verona, Vicenza, Bologna, Padua, Parma, Mailand, Turin, Genua sowie zahllose kleinere Städte vom Schwarzen Tod heimgesucht. In Neapel, einer Venedig in vielem vergleichbaren Hafenstadt, starben 1589 und 1656/57 Tausende von Menschen. Schon im 19. Jahrhundert hat Salvatore de Rienzi den Alltag der Katastrophe von 1656 minutiös rekonstruiert. Die Pest scheint über Mallorca, Marseille und Sardinien aus Valencia in die von den Spaniern besetzte Stadt am Vesuv eingeschleppt worden zu sein. Bereits im 15. und frühen 16. Jahrhundert hatte man behauptet, spanisch sprechende «Ausländer» hätten Brunnen mit Leprösenblut verseucht und Prostituierte absichtlich infiziert. Einmal mehr war die Masse des Volkes davon überzeugt, daß das

Pestgift von Übeltätern verbreitet wurde. Die spanische Besatzung soll ihrerseits suggeriert haben, französische Soldaten hätten ein solches Pulver verstreut. Immerhin hatten die städtischen
provveditori seit 1624 eine erhöhte Wachsamkeit in der süditalie-
nischen Küstenregion durchgesetzt. Der Aufstand des Masa-
niello, hinter dem das ärmere Volk stand, gegen die Fremd-
herrschaft der Spanier (1647) wurde vom iberisch geprägten
Adel hart bekämpft. Klerus und Nobilität zögerten nicht, den
Aufstand zur pestauslösenden Sünde gegen die göttliche Ordnung zu erklären, die sich, so die Regierungspropaganda, in der
gottgewollten Herrschaft des Vizekönigs manifestierte (in ähnlicher Weise hatte Kaiser Maximilian einst auch die Ursache der
Syphilis erklärt!). 1653 beunruhigte eine Kometenerscheinung,
1654 eine Sonnenfinsternis die Gemüter. Für die Pest, die nun
folgte, hatte man somit mehrere plausible Erklärungen. Wie in
Venedig 1576/77 erklärten die neapolitanischen Ärzte zunächst,
es handle sich nicht um die Pest. Erst nach vier Monaten wurde
die gefürchtete Diagnose offiziell verbreitet. Nach dem Chronisten Carlo Celano war die Via Toledo, eine der Hauptstraßen
der Stadt, bald so sehr «mit Leichen gepflastert», daß die Kut-
schen nur über «getauftes Fleisch» fahren konnten. Die «Depu-
tazione della salute», eine vom Vizekönig nach Mailänder Vorbild eingesetzte Gesundheitskommission, war außerstande, den
morbo corrente unter Kontrolle zu bekommen. Ärzte, Chirurgen, Barbiere, die für den Aderlaß zuständig waren, aber auch
das notwendige Hilfspersonal wurden zur Behandlung der *ap-
pestati* abkommandiert. Viele von ihnen versuchten zu flüchten.
«Der Arzt fühlte den Puls und verschwand, der Diener bereitete
dem Herrn eine Mahlzeit und suchte das Weite», konstatiert de
Renzi. Im Juni sollen 400, im Juli 1500 Menschen am Tag gestorben sein. Für Transport und Bestattung der Toten wurden
wie in Venedig Galeerensklaven und Verbrecher verpflichtet.
Anstatt zu Friedhöfen fuhr man in Neapel zu Tuffsteingrotten
in der Umgebung oder zu alten Katakomben. Die Beerdigungen
fanden zunehmend ohne geistliche Beteiligung statt. Auch Tod-
kranke und Sterbende überließ man ihrem Schicksal. Wer dazu
in der Lage war, floh aufs Land. Die verpesteten Viertel wurden

abgeriegelt, wobei das Volk sich weniger um die Ratschläge der Wissenschaft kümmerte, sondern seine Hoffnung einmal mehr auf Gebete und Prozessionen setzte. Zahlreiche Wunder wurden beschrieben, wobei sich eine antiärztliche Stimmung ausbreitete. Ein Geistlicher verfaßte sogar ein Buch über *Die Toten, die auf das Konto der Ärzte gehen*! Man flehte Heilige um Hilfe an, und einige Priester verkündeten, Pesttote kämen augenblicklich ins Paradies. Seit dem Festtag des hl. Gaetano von Thiene, des Begründers des Theatinerordens, der sich bevorzugt in der Krankenversorgung engagierte, ging die Pest langsam zurück. Zum Dank für die Befreiung wurde der Bau der Kirche Santa Maria di Costantinopoli gelobt. Die Pest verabschiedete sich am Vesuv mit übernatürlichen Zeichen wie unaufhörlichem Regen, dem Einsturz vieler Häuser und unerklärlichen Bränden. Schon den Zeitgenossen fielen im übrigen ihre wirtschaftlichen Konsequenzen auf. 1658 mußten, um Wucher und Inflation vorzubeugen, die Preise eingefroren werden. Jahrelang versuchte man, durch Verwaltungsmaßnahmen und Notgesetze in der Stadt und im Hafen «Normalität» zu schaffen. Als die Seuche nach Rom überschwappte, stellte der Jesuit und Universalgelehrte Athanasius Kircher in einigen Pestspitälern Untersuchungen an. In seinem 1658 erschienen *Scrutinium physicomedicum contagiosae luis quae pestis dicitur* vertrat er, wie 100 Jahre zuvor Fracastoro, die These, daß von Pestkranken infektiöse «Pestkeime» *(seminaria)* ausgingen. Ihr Blut sei voller «Würmer» *(vermes)* ...

Auch Mailand, das, wie schon erwähnt, 1348 dank der Vorsichtsmaßnahmen der Regierung verschont geblieben war (s. S. 43), wurde seit 1361 wiederholt heimgesucht. Seit 1396 wurden ärmere Kranke ausnahmslos kaserniert. 1576 verlor die Stadt ein Zehntel der Einwohner. «La peste di San Carlo» wurde durch den Bischof Carlo Borromeo (1538–1584) berühmt, der sich furchtlos um Kranke und Sterbende kümmerte und nach seiner Kanonisierung (1610) zum Pestpatron der Stadt erhoben wurde. Auch im 17. Jahrhundert schlug der Schwarze Tod zu. Wie schon 1576 wurde 1629 das Gerücht verbreitet, die Seuche sei durch eine «Pestsalbe» verbreitet worden. Philipp IV. ließ dem französischen Gouverneur der Stadt mitteilen, vier Soldaten seien mit einer solchen Salbe aus Madrid entwichen. Erneut schien somit der Feind die Pest in die Stadt gebracht zu haben. Manzoni beschrieb später in seinem Roman *Die Schandsäule* die Massenpsychose, die durch den «Salbenzauber» hervorgerufen wurde, der allerdings bereits im 16. Jahrhundert, unabhängig von Region und Konfession, eine Rolle gespielt hatte (so u. a. 1526 in Palermo, 1530, 1545 und 1574 in Genf, 1542 in Toulouse, 1555 in Padua, 1576 in Mailand selbst und 1599 in Turin). Überall wurden *untori* gefaßt, die unter der Folter jedes gewünschte Geständnis ablegten. Grauenhafte Hinrichtungen in der Tradition der Judenverfolgungen waren an der Tagesordnung. Klatsch und Tratsch sowie private «Abrechnungen» bestimmten den Kampf gegen die Pest, wobei die Behörden auf fatale Weise von ihren eigentlichen Aufgaben abgelenkt wurden. Die Massen ergötzten sich an den öffentlichen Folterungen. Viele rächten sich an Ehepartnern, Nebenbuhlern oder Nachbarn. Zahllose Zeugen wurden vernommen. Die Beschuldigten, meist Leute aus dem niederen Volk, aber auch ein spanischer Edelmann, gestanden, was man von ihnen verlangte. Sie gaben zu, Türklopfer und Wände, Tüten und Taschentücher, Schubkarren und Kirchenportale, Kleider und Werkzeuge der Handwerker mit der Salbe bestrichen zu haben. Im übrigen ähnelte der Alltag in Mailand anderen verpesteten Städten. Die von der Regierung eingesetzte Kontrollkommission, der auch Ärzte angehörten, war bald machtlos. Je nach Temperament neigte das Volk, wie schon im 14. Jahrhundert, zu Genußsucht oder Frömmigkeit, zur Flucht oder zu Ausschreitungen. 1450 etablierte sich in Mailand die erste *kontinuierliche*, d. h. auch in seuchenfreien Intervallen Vorsorge treffende Gesundheitsbehörde. Ähnlich wie die venezianischen *Provveditori* wurde sie für viele weitere Kommunen zum Vorbild. Hospize und Lazarette wurden fortan, selbst wenn sie Orden gehörten, zentral kontrolliert. Auch Sicherheitscordons, etwa gegen Fremde aus dem Norden, wurden erfolgreich organisiert. 1452 wurden in Mailand erstmals auch Sterbelisten eingeführt (Mantua folgte 1496, Venedig 1504, Modena 1554).

Die Hafenstadt Barcelona wurde 1589/90 von einer verhee-
renden Pest heimgesucht. Sie führte, vom Massensterben abgesehen, zu einer lange andauernden Hungersnot und sozialen
Spannungen, die angesichts der tödlichen Gefahr eskalierten.
Die resultierende Panik erschwerte die Isolierungsmaßnahmen.
Überlegte Anordnungen und solide Planungen wurden fast unmöglich, die Disziplinierung der Massen scheiterte. Die Bevölkerungszahl sank, doch stand der Stadt die schlimmste Pestwelle
noch bevor. Sie brach 60 Jahre später (1650/51) während der
Bestürmung durch kastilische Truppen aus. Die Aushungerung
durch die Belagerer führte zur Verschlimmerung aller Pestfol-
gen – Pest und Krieg schienen einmal mehr, wie Dürer es in seinen Apokalyptischen Reitern angedeutet hatte, verschwistert!
Glück hatte, wer zuvor die Flucht ergriffen hatte. Interessant
und seuchenhygienisch keineswegs geklärt ist die Tatsache, daß
sich die Pest, ähnlich wie in Neapel, etwa zwei Jahre halten
konnte. Die Ursache hierfür mag bei den wechselnden Belagerer-
heeren zu suchen sein, die sich bis 1652 ablösten. Im Gegensatz
zu Venedig und Neapel machte man aber keine «Ausländer» für
die Seuche verantwortlich. Wie in allen großen Hafenstädten
waren den Vorsichts- und Quarantänemaßnahmen praktische
Grenzen gesetzt. Allen Kautelen zum Trotz waren an solchen
Orten Epidemien kaum aufzuhalten.

In einer verblüffenden Parallele zu Venedig sah sich auch
Wien am Ende des 17. Jahrhunderts zwei großen Herausfor-
derungen gegenüber: der Belagerung durch die Türken (1683)
und – bereits vier Jahre zuvor (1679) – einer gigantischen Pestseuche. Obgleich diese bereits in Ofen (Budapest) und Raab
(Györ) gewütet hatte und sich der Hauptstadt näherte, wo im
Herbst 1678 erste Infektionen nachweisbar waren, reagierten
die Behörden auch hier mit kalkulierter Verspätung: Offizielle
Empfänge einer Tartarengesandtschaft, des russischen und pol-
nischen Geandten sowie des päpstlichen Legaten – farbenpräch-
tige Ereignisse, welche auch das niedere Volk entzückten –
wollte man aus Gründen der Staatspropaganda nicht aufs Spiel
setzen! Die Katastrophe war so nicht mehr aufzuhalten. Die
Ärzte der Stadt erkannten, daß zunächst vor allem die erbärm-

lich hausenden «Batzenhäussler» und «Winkelleute» – ein Doktor Anselm Daniel Retzer sprach von der «fax populi»! – gefährdet waren. Bevorzugte Opfer waren auch die sogenannten Stadtsoldaten (Stadtguardia), die in Hütten auf den Stadtwällen wohnten. Abraham a Sancta Clara bestätigte, daß der Schwarze Tod vor allem im «Festungswerk» der Stadt grassierte, durch dessen Tore tagaus tagein Tote hinausgetragen wurden. Besonders die Bettler und Vagabunden, die zu jedem Stadtbild der Frühen Neuzeit gehörten, zogen sich den Verdacht, ja Haß der Bevölkerung zu. Schon zur Mitte des 16. Jahrhunderts war das «arbeitsscheue Volk» deshalb kaserniert oder, falls zu viele Bettler in der Stadt auftauchten, in unregelmäßigen Abständen ausgewiesen worden. 1653 wurde ein «Exodus der Mittellosen» nach Raab organisiert. Während Hof und Adel zunächst in einer Art «splendid isolation» weiterhin Feste feierten, hielt sich die Pest in der Stadt, wobei sie bald auch die besseren Viertel erreichte. Die persönliche Hygiene befand sich allerdings selbst in der Oberschicht auf dem Tiefpunkt. Flöhe fühlten sich unter den verschwitzten, bestenfalls durch Unmengen von Parfüm «neutralisierten» Gewändern wohl. Die 1665 entstandene, 1679 erweiterte «Mannagettasche Pestordnung» läßt zudem erahnen, wie die Straßen der Hauptstadt des Heiligen Römischen Reiches Deutscher Nation bis zu diesem Zeitpunkt aussahen. Der aus Belgien stammende Dekan der Medizinischen Fakultät Paul de Sorbait stellte – zusammen mit dem kaiserlichen Leibarzt Jean Baptiste Alpruno – als erster fest, daß es sich 1679 um die Pest handelte. Aus Konkurrenz- und Eifersuchtsgründen verbat sich das städtische Ärztekollegium allerdings Ratschläge der Medizinischen Fakultät. Als Kaiser und Hof die Stadt verließen, folgte die Pest dem Troß. Wie im 14. Jahrhundert galt die Flucht – nach galenischem Rat, aber auch angesichts des kaiserlichen Exodus – als sinnvoll. Zurück blieben Lakaien, Bediente, Dienstmädchen, Krämer, Wärter, Buchhalter und Aufsichtsbeamte. Die Verwaltung (inklusive einiger Teile des Sanitätsapparats), deren Spitzen geflohen waren, brach zusammen. Landtag, Schulen, Gerichte und Universität wurden geschlossen. Als in einigen Vierteln Hungersnot ausbrach, weigerten

sich die Gutsherren der Umgebung aus Angst vor einer Ansteckung, Lebensmittel in die Stadt transportieren zu lassen.
Schließlich schickte der Bischof von Wiener Neustadt, Karl
Kollonitsch, «aus christlicher Lieb und Schuldigkeit» zweimal
wöchentlich mit «Victualien» beladene Wagen. Immerhin harr-
ten auch einige Ärzte, darunter Sorbait selbst, in der Stadt aus.
Auch Prinz Ferdinand Schwarzenberg, als Leiter der Pestkom-
mission bewundernd «Pestkönig» genannt, blieb, um der Gefahr
durch strenge Kontrollen Herr zu werden, was ihm tatsächlich
gelang. Der Abtransport der Toten erinnerte an frühere Seuchen.
Massengräber erschienen als Gebot der Stunde. Die Sitten ver-
fielen. Geschäfte und Gewerke kamen zum Erliegen. Plünde-
rungen und Kriminalität nahmen zu, wobei die Delinquenten,
die meist aus den unteren Schichten kamen, ohne Federlesen mit
Erhängen bestraft wurden. Die von Leopold I. gelobte Pestsäule
auf dem Graben erinnert bis heute an die Katastrophe.

Die große, auch literarisch berühmte Pest, die 1665/66
London heimsuchte, prägte das psychologische Weichbild der
englischen Hauptstadt bis ins 19. Jahrhundert. Bekannt wurde
sie dank der später verfaßten Aufzeichnungen Daniel Defoes
(1660–1731) und Samuel Pepys (1633–1703). Zwar war die
Seuche seit 1601 immer wieder aufgeflackert, doch zählte man
1665 innerhalb weniger Monate 68 000 Opfer! Während im
Folgejahr «nur» etwa 1000 Menschen umkamen, waren 1667
wieder 35 000 Tote zu beklagen. Defoe, der wie in Mailand
Manzoni in Archiven und Pfarreien recherchiert hatte, vermit-
telte einen nachhaltigen Eindruck des alltäglichen Schreckens.
Tragische Szenen spielten sich ab. Menschen wurden zu Bestien,
Sterbende beraubt und ermordet. Wachmänner und Totengräber
bereicherten sich, die Moral der Menschen fiel der Überlebensgier
zum Opfer. In den Pestlazaretten wurden Menschen wie Tiere
eingepfercht. Defoe fiel auch auf, daß es eine Inkubationszeit
geben mußte. Viele Menschen waren nämlich «gesund» aus
London geflohen, um – entgegen der Miasmentheorie – in völlig
seuchenfreier Umgebung einige Tage später zu sterben. Die
städtischen Behörden werden wegen ihrer präutilitaristischen
Härte und Rigorosität, aber auch wegen ihres Mutes und ihrer

Weigerung, zu fliehen gelobt – der Königshof hatte, wie später in Wien, die Stadt früh verlassen. Bis zur Feuersbrunst von 1666 erholte sich die Stadt allerdings verblüffend schnell. Wie 1348 scheinen die betroffenen Kommunen auch im 17. Jahrhundert unglaubliche Regenerationskräfte entwickelt zu haben.

Pest und bildende Kunst

Darstellungen des Pest*alltags* waren vor allem ein Sujet der Barockzeit. Die Verlockung, Massensterben und kollektive Verzweiflung, aber auch Begräbnisszenen oder in Verwesung übergehende Leichname darzustellen, faszinierte nicht nur die Maler und Bildhauer, sondern auch ihre öffentlichen und kirchlichen Auftraggeber. Offensichtlich sah man in der Darstellung von Pestszenen eine Möglichkeit, Leidenschaft, Schmerz und Todesangst, Aggression und Resignation – und damit der zeitspezifischen Ambivalenz von praller Lebenslust und Memento-mori-Philosophie – Form und Ausdruck zu verleihen. Auch sollte dem Gläubigen der strafende Gott nahegebracht werden. Führende Künstler wie Tintoretto, Rubens oder Tiepolo, aber auch weniger bekannte wie der Neapolitaner Micco Spadaro, der Venezianer Antonio Zanchi oder der Österreicher Paul Troger schufen Szenen von bestürzender Intensität. Erst zu Ende des 18. Jahrhunderts begann sich das Motiv zu erschöpfen – weniger weil die Pest nun auf dem Rückzug war (eine Erkenntnis, die sich unter den Zeitgenossen, die jahrzehntelange Pausen zwischen den Epidemien gewöhnt waren, erst langsam durchsetzte), sondern weil das klassizistische Kunstparadigma sowie die Aufklärungsideologie die traditionelle religiöse Überhöhung des Motivs in Frage stellten. Bereits Poussins *Pest von Ashdod*, 1630 unter dem Einfluß einer Epidemie in Rom entstanden, hatte die Säkularisierung des Themas eingeläutet, obgleich das biblische Geschehen Pate stand. Die neue Tendenz wurde von Malern wie Angelo Caroselli (1630) sowie Michael Sweerts oder Johannes Lingelbach fortgesetzt, die um 1652 ähnlich «antikisierende» Szene schufen (Bailey und Jones).

Die Pestdarstellung war jahrhundertelang ikonographischer Bestandteil der *Intercessio*-Szene: Lokale Schutzheilige bitten, auf die Pestkranken hinweisend, Gottvater um Verschonung der betroffenen Gemeinde und Beendigung der aktuellen Seuche. Christus und seine Mutter können dabei als Fürbittende mitwirken. Seltener erscheinen – an Gottes bzw. Christi Stelle als Retter in den Wolken – die Madonna oder der Schutzpatron der Stadt bzw. der betreffenden Kirche (Ronen). Giambattista Tiepolos großartiges Altarbild im Dom von Este (1759) stellt – samt dem zugehörigen, heute im Metropolitan-Museum in New York befindlichen «Bozzetto» – den Höhepunkt dieser Entwicklung dar. Auf diesem Gemälde, das in Erinnerung an die über 100 Jahre zurückliegende Seuche von 1630 entstand, erscheint auch die Pestfurie, eine hexenartig dargestellte Alte, die von Engeln hinweggescheucht wird (ein Motiv, das bereits 1670 Justus Le Court am Altar der Salutekirche in Venedig realisiert hatte und das sich letztlich von der spätmittelalterlichen Allegorie der – im Französischen und Italienischen weiblichen – *mors* ableitete). Reine «Genrebilder» vom Pestalltag – *ohne* Einbindung in eine Fürbitteszene – blieben selten. Selbst Micco Spadaros Darstellung der Epidemie von Neapel (1656) oder Antonio Zanchis Venedig-Szenen am Scalone der Scuola di San Rocco in Venedig bzw. dessen hochexpressive Pest-Tafel im Kunsthistorischen Museum in Wien weisen, wenn auch kaum sichtbar, das Motiv der *Intercessio* auf. Was immer seit den Gesundheitsgesetzgebungen des 14. Jahrhunderts für den städtischen Pestalltag charakteristisch erschien, läßt sich auf Spadaros Tafel in San Martino (Neapel) gleichsam *en miniature* entdecken: die Verzweiflung der Menschen, das Räuchern von Häusern und Straßen, die Wichtigtuerei der Bestattungsknechte, die Fluchtmaßnahmen der Wohlhabenden, die Massenproduktion bzw. der Transport von Särgen und Bestattungstüchern (Abb. 1). Ein zeitgenössischer, die Mailänder Pestszene von 1630 darstellender Farbdruck läßt erahnen, welch ein Psychoterror den Schwarzen Tod in dieser Epoche begleitete: Im Mittelpunkt steht die Folterung und Hinrichtung von Menschen, die im Verdacht standen, eine «Pestsalbe» in der Stadt verschmiert zu haben. Die Illustrationen ergänzen die erwähnten Beschreibungen Manzonis. Mit makabrem Naturalismus formte dagegen der Neapolitaner Gaetano Zumbo (um 1700) in seinen Wachs-

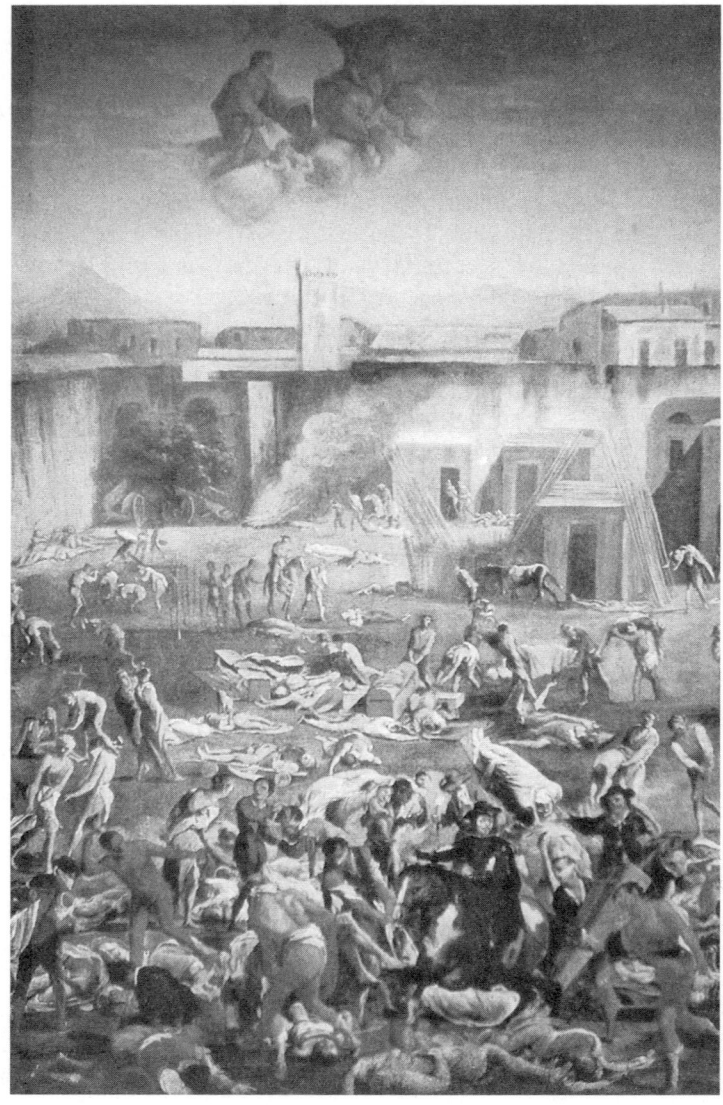

Abb. 1: Micco Spadaro, Die Pest in Neapel 1656,
Neapel, Museo di San Martino

skulpturen den Todeskampf der Sterbenden. Bewußt realistisch und schockierend wurde vor allem der Verwesungsprozeß der Leichname dargestellt. Je nach Religiosität oder Aufklärungsgrad von Künstlern und Auftraggebern, aber auch in gewisser Abhängigkeit von Herrschaftsform und Wissenschaftskultur führte der Weg von Zumbos Plastiken zur Memento-mori-Skulptur wie zur wissenschaftlich-anatomischen Moulage. Die fiebrige Überzeichnung der Toten und Sterbenden entsprach nicht der Alltagserfahrung, sondern diente der makabren Dramatisierung des Geschehens, die dem Geschmack des Spätbarock entsprach.

Untersucht man dagegen den Einfluß der Katastrophe von 1348 auf die bildende Kunst, so ergibt sich im Vergleich zur Malerei und Bildhauerei der Barockzeit ein ganz anderes Bild. Wenn auch dank einer Illustration der (etwa 1350 in Tournai entstandenen) *Antiquitates Flandriae* des Gilles Li Muisis ein dramatisch-expressives Zeugnis des spätmittelalterlichen Pestalltags – in diesem Fall die Masseneinsargung von Toten – erhalten blieb (Abb. 2), stellte die Pest in der zweiten Hälfte des 14. Jahrhunderts ein Ausnahmemotiv dar. Die Maler dieser Epoche waren, wie ihre Auftraggeber, Darstellungen religiöser Schlüsselszenen und großer *historiae* gewöhnt, nicht aber darauf vorbereitet, Motive des Alltags, und waren sie noch so dramatisch, wiederzugeben. Die naheliegende Vorstellung, daß angesichts solcher Katastrophen Künstler vor allem Tod und Leiden darzustellen suchten, läßt sich für das 14. Jahrhundert nicht aufrechterhalten. Möglicherweise war die Erfahrung des Sterbens bereits in der ersten Jahrhunderthälfte (also *vor* 1348, vgl. S. 50 f.!) zu alltäglich geworden, um *nach* dem Pesteinbruch im Sinne einer spezifischen *Pestikonographie* Akzente setzen zu können. Lange Zeit vermutete man einen entsprechenden Einfluß auf den *Stil* der toskanischen Malerei, die der Seuche schon durch den Tod bedeutender Maler wie Pietro und Ambrogio Lorenzetti in Siena oder Bernardo Daddi in Florenz ihren Tribut zollte. Angeregt durch Künstler wie Orcagna oder Nardo di Cione, die unmittelbar nach 1348 in Florenz aktiv waren, vertrat Millard Meiss die berühmte These, die Kunst der ersten Jahrhunderthälfte – bis zum Ausbruch des Schwarzen Todes – sei in Italien

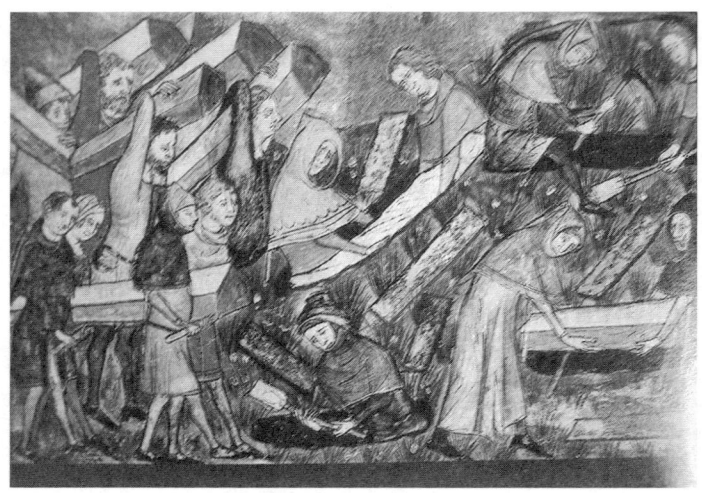

*Abb. 2: Pestszene aus den Antiquitates Flandriae
des Gilles Li Muisis (um 1350)*

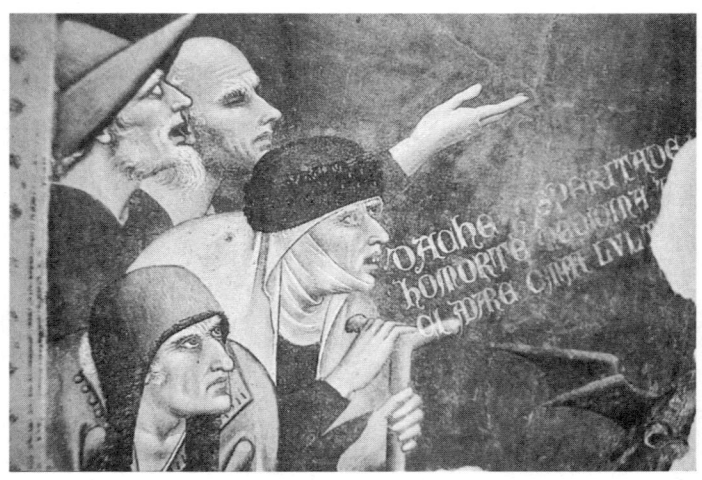

*Abb. 3: Andrea Orcagna, Fragment eines Trionfo della Morte
(Alte und Blinde). Museo di Santa Croce (um 1345)*

von Giottos narrativem, «weltlichem» Stil beherrscht worden, während die Zeit nach 1350 von einer ernsteren, intensiv religiös geprägten Malweise bestimmt worden sei. Zudem seien nun Tod, Gericht, Hölle und düstere Allegorien bevorzugte Themen geworden.

Ungeachtet zahlreicher Kunstwerke, welche nach 1350 die neue Religiosität widerzuspiegeln scheinen – erinnert sei nur an die erwähnte, von Andrea da Firenze ausgeschmückte Spanische Kapelle bei Santa Maria Novella (1366–68) –, besteht heute allerdings Konsens darüber, daß die bildende Kunst des 14. Jahrhunderts keinen unmittelbaren Seismographen politischer oder sonstiger Katastrophen darstellte. Man konnte inzwischen auch nachweisen, daß der berühmte, im zweiten Weltkrieg zerstörte Freskenzyklus des «Triumphs des Todes» im Camposanto in Pisa bereits Jahre *vor* dem Schwarzen Tod entstand (wie auch die noch frühere Darstellung desselben Motivs in der Bozener Dominikanerkirche), was angesichts der erwähnten Wirtschaftskrisen, Kriege und Naturkatastrophen kaum verwundern kann. Auch in der Buchmalerei erschien das Motiv bereits *vor* 1348. Bis zum 16. Jahrhundert blieb der Todesreiter (oder –engel), der sich einer Gruppe junger Menschen nähert, die den Freuden des Lebens huldigen, ein beliebtes Kunstmotiv. Eine Gruppe Alter und Kranker, die gerne aus dem Leben schieden (Abb. 3), übersieht er demonstrativ, was seine Grausamkeit unterstreicht (Pisa, Florenz, Bozen, Clusone, Meran). Die Vorstellung des reitenden Todes, wie er z. B. auf dem Deckel eines von Giovanni di Paolo nach dem Pestjahr 1437 bemalten Sieneser Steuerbuchs erscheint, dürfte auf den vierten jener apokalyptischen, in der mittelalterlichen Buchmalerei häufig dargestellten Reiter zurückzuführen sein, denen Macht gegeben wurde «zu töten mit dem Schwert, durch Hunger, Pest und wilde Tiere». Schon im 13. Jahrhundert erschien das reitende Skelett an den Weltgerichtsportalen von Amiens, Paris oder Reims, zu Ende des 14., d. h. bereits zur Pestzeit, auf dem berühmten Teppich von Angers (1375–1380). Der Tod, im Mittelalter durch öffentliche Riten, Trauergottesdienste und kollektive Teilnahme weitaus allgegenwärtiger als heute, war, wie auch die bildende Kunst zeigt, längst *vor* 1348 ein vertrauter Begleiter des Menschen. Von Melfi über Atri bis Como mahnte das Motiv der «Begegnung der drei Lebenden und drei Toten» an die «letzten Dinge», wobei im Kontext des Schwarzen Todes den Abbildungen im Psalter der Bonne von Luxemburg (der zwischen deren Heirat mit Johann II. von Frankreich 1332 und dem Schwarzen Tod 1348 entstanden sein muß) eine Schlüsselrolle zukam (Abb 4). Auch in Pisa erscheint dieses Thema: Drei jugendliche Reiter auf der Jagd begegnen drei Toten, deren seit dem Mittelalter überlieferte Mahnung «Sumus, quod eritis» bzw. «Quod estis, fuimus» als «Memento mori» par excellence verstanden und auch in der zeitgenössischen Literatur, etwa den nach 1357 entstandenen und vielfach illustrierten *Trionfi* Petrarcas reflektiert wurde.

Bemerkenswert erscheint die Kompromißthese (Deimling), daß Giottos Schüler Taddeo Gaddi, Maso di Banco und Bernardo Daddi – wohl unter dem Eindruck der genannten Katastrophen – schon in den Dreißigerjahren, also längst *vor* der Pest, den narrativ-intimen Stil des Meisters aufgegeben hätten (was auch von einigen Kritikern Meiss' erkannt worden war), daß in der toskanischen Kunst *nach* 1348 aber – von biblischen Szenen bis zur Ikonographie der «Madonna dell'umiltà» – eine vorher unbekannte Strenge und Entrücktheit auffalle, die nur aus der zeitgenössischen Pesttheorie erklärbar sei. Wer den Schwarzen Tod überlebt hatte, schätzte demnach nun körperliche Distanz, d. h. eine gewisse, im Pestalltag lebensrettende Isolation, die selbst auf Madonnenbilder übertragen wurde: Von Tod, Leiden und Gefahr geprägt, erscheint die Muttergottes nicht mehr in der von Giotto und seinem engsten Umkreis geschätzten Intimität und familiären Idylle, die dem Betrachter nunmehr unglaubwürdig (und gefährlich) erschienen wäre.

Pest*alltags*szenen hatten in der bildenden Kunst des 14. Jahrhunderts also Seltenheitswert. Andererseits findet man nach 1350 – südlich wie nördlich der Alpen – eine auffallende Häufung von Motiven, die im *weiteren* Sinn mit Tod, Vergänglichkeit und den letzten Dingen in Zusammenhang stehen. Hier wären auch Umbauten bedeutender Kirchen zu nennen, etwa des Erfurter Doms (Hochchor 1349) oder des Heilig-Kreuz-Münsters

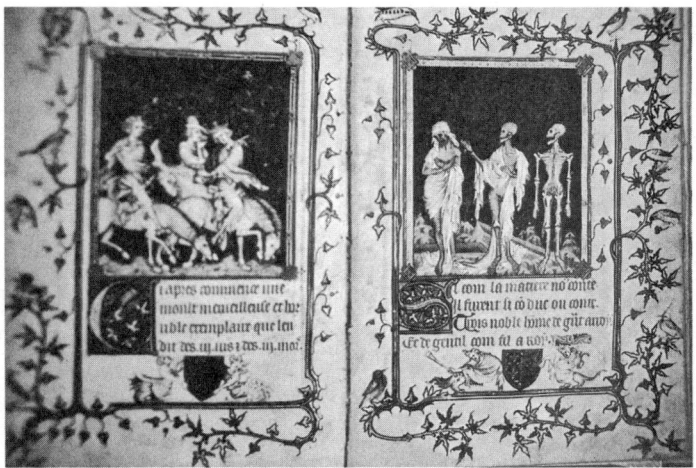

Abb. 4: Die Begegnung der drei Lebenden und Toten.
Psalter der Bonne de Luxembourg (vor 1348)

in Schwäbisch-Gmünd (Chor 1351), ganz zu schweigen von Kirchenneubauten, die wie die Würzburger und Wertheimer Marienkapelle oder die Nürnberger Frauenkirche Synagogen ersetzten, die durch Pogrome zerstört worden waren. Häufiger erscheint in der Malerei nach 1350 auch das Szenarium des Jüngsten Gerichts, wobei ikonographisch im Vergleich zu Giottos berühmter Darstellung in der Arena-Kapelle in Padua (1305) kaum Variationen zu verzeichnen sind. Form und Inhalt der neuen *vanitas*-Philosophie waren längst kanonisiert. Vor allem in Judas, dessen düsteres Selbstmordbild Giotto dem Gericht einfügte, war der alles entscheidende *seelische* Tod sichtbar geworden. Zweifellos war es auch die in Mode gekommene Vorstellung des Individualgerichts (*iudicium particulare*), die sensible Menschen schreckte. Sie implizierte, daß die meisten Zeitgenossen das Jüngste Gericht nicht mehr in einem *refrigerium interim*, sondern im Fegefeuer erwarten mußten. Obgleich die neue Eschatologie 1336 durch Benedikt XII. in einer Bulle anerkannt und 1439 durch Eugen IV. bestätigt wurde, hielt sich wei-

terhin auch die Vorstellung des *iudicium universale*. Vor allem
Eschatologen und Bußprediger beriefen sich auf sie. Ihre berühmteste künstlerische Umsetzung, Michelangelos Fresko in
der Sixtina, entstand bekanntlich erst in den Dreißigerjahren
des 16. Jahrhunderts (1536–41).

Ebenso war das Motiv des Pest- und Krankheits*pfeils* längst
vor dem Schwarzen Tod bekannt. Die einschlägige Symbolik
war uralt und reichte bis zu Homer und ins Alte Testament
zurück (vgl. etwa Iliàs I,43–58, Ezechiel 5,16f., Psalm 91,46).
Francesco da Barberino, ein toskanischer Dichter, der selbst
1348 der Seuche erlag, beschrieb den Tod viergesichtig, in alle
Himmelsrichtungen tödliche Pfeile abschießend. Eine entsprechende Darstellung findet sich im Florentiner Dom am von Tino
da Camaino geschaffenen Grabmal des Bischofs Orso. In der
Kirche von Lavaudieu (um 1355) präsentiert der Tod in einer
Triumphgeste ganze Bündel von Pfeilen, während die Menschen
um ihn herum, tödlich getroffen, zu Boden sinken. Auch in der
um 1400 verfaßten illustrierten Chronik des Apothekers Giovanni Sercambi aus Lucca erscheinen die sterbenden bzw. toten
Menschen von Pfeilen getroffen, die zwei geflügelte Dämonen
abgeschossen haben. Ein weiterer böser Geist schüttet eine Flüs-
sigkeit aus, um die Luft zu «verpesten». Noch auf einer anläß-
lich der Pest von 1656 angefertigten Tafel des Malers Valerio
Castello wird die Allegorie Genuas – bezeichnenderweise im
Moment ihres Triumphes – von einem Pestpfeil getroffen. Vor
allem wurde das Bild des Pfeils aber durch den ikonographischen Rahmen des «Triumphs des Todes» populär: Die Andeu-
tung von Leichenbergen unter dem jeweiligen Todesreiter bzw.
-schnitter könnte dabei, wie etwa in der Sercambi-Chronik, als
Reflex der Alltagserfahrung der Künstler gedeutet werden. Auch
in vielen Totentanzreigen, etwa im oberitalienischen Pinzolo,
spielt der Pestpfeil eine zentrale Rolle.

Allgemein erscheint das Motiv des Pestalltags zu Beginn des
15. Jahrhunderts häufiger. Die *Très belles Heures* der Brüder
von Limburg zeigten so die Bittprozession Papst Gregors des
Großen, ein Ereignis, das historisch zwar im 6. Jahrhundert
spielt, nun aber – aus der Erfahrung zahlreicher Seuchen – in ein

zeitgenössisches Ambiente versetzt wurde. Der Engel, der nach der Gregorlegende auf dem Hadriansmausoleum sein Schwert in die Scheide steckt und so die Seuche beendet, spielt auf jenen alttestamentarischen Boten des Herrn an, der «seine Hand über Jerusalem ausstreckte», sie aber auf Geheiß des Herrn zurückziehen mußte (2 Samuel, 24,15–19). Tatsächlich wurden Bittprozessionen in vielen Pestchroniken des 14. bis 17. Jahrhunderts beschrieben.

Eine weitere Variante des verbildlichten Memento Mori scheint dagegen erst unter dem Einfluß des Schwarzen Todes entstanden zu sein: der Totentanz. Das ihm zugrundeliegende Dialogmotiv läßt sich literarisch von «vado-mori»-Monologen des 13. Jahrhunderts ableiten. Ein 1376 von Jean de Lèvre verfaßtes Poem wurde lange als eigentlicher «Urtext» betrachtet – der Autor war in Paris mit knapper Not dem Pesttod entronnen! Volkssprachliche Versionen von Dialogen verzweifelter Menschen mit dem unerbittlichen, ja zynischen Tod entsprachen, vor wie nach der Pest, auch den Intentionen der Prediger, die das Volk zur Buße bewegen wollten. Ziel ihrer theologischen Pädagogik war eine christliche *ars moriendi*. Wie Petrarca und Boccaccio gehörte Jean de Lèvre jener Intellektuellengeneration an, deren Weltbild durch das Erlebnis des Massentods geprägt war. Als eindrucksvolles Beispiel des Totentanz-Dialogs gilt ein kurz vor 1400 auf dem Montserrat entstandenes Lied («Ad mortem festinamus»). Schon die mittelalterlichen Mysterienspiele hatten das Motiv zum Teil – innerhalb wie außerhalb der kirchlichen Liturgie – vorweggenommen. Daß der Tod den Menschen jäh und unerwartet aus dem Leben reißen kann, war eine uralte Erfahrung, welche die mittelalterliche Theologie und Dichtung zu einer umfassenden, heute weitgehend vergessenen Literatur inspirierte.

Die *große* Zeit des Totentanzmotivs in der bildenden Kunst war freilich das 15. und 16. Jahrhundert, als der Todesreigen auf den Mauern von Friedhöfen und Kirchen sowie in Handschriften, Bilderbüchern und Blockbüchern verewigt wurde, in der Regel durch Spruchbänder und Bildunterschriften erläutert. Oft spielt ein Totenorchester zum Tanz auf. Die ältesten

Darstellungen stellen Reaktionen auf bestimmte Pestwellen des
15. Jahrhunderts dar. Frühestes dokumentiertes Beispiel war der
Friedhof des Pariser Franziskanerklosters SS. Innocents (1424),
dessen Fresken allerdings schon 1529 zerstört wurden. Die älte-
sten *erhaltenen* Zyklen befinden sich in La-Chaise-Dieu in der
Auvergne (ca. 1420) sowie in einigen französischen Dorfkirchen.
Kaum später – nach dem Kupferstecher Matthäus Merian als
Reaktion auf die Pest von 1439 – entstand der heute zerstör-
te, aber durch Stiche überlieferte «Basler Totentanz», der die
Längswand der dortigen Dominikanerkirche zum Friedhof hin
schmückte. Fast gleichzeitig malte man ähnliche Zyklen in Ulm,
Bern, Straßburg, Landshut, Gandersheim, Hamburg und Paris.
Die Pariser Fresken beeinflußten über eine niederländische Fassung auch Darstellungen im Ostseeraum, so den berühmten
Lübecker Totentanz von Bernd Notke (1464), der sein Werk
in Reval wiederholte und wohl auch den Zyklus der Berliner
Marienkirche (ca. 1470–1490) inspiriert hat. Im 16. Jahrhundert
entstanden eindrucksvolle Beispiele in entlegenen Alpendörfern
wie Clusone bei Bergamo (1485), wo ein Anonymus auf faszinierende Weise Triumph des Todes und Totentanz kombinierte,
oder – besonders prachtvoll, dank der Begabung der wandern-
den Künstlerfamilie de Baschenis – an der Außenwand der
Kirche von Pinzolo bei Trient (1539) (Abb. 5). Die Vertreter der
Stände wie der Lebensalter werden – in einer Weiterführung des
Triumph-Themas – vom Todesreiter mit Pfeilen beschossen, von
denen einer auch Christus trifft. Der Trost des zum Tode ver-
urteilten Gläubigen besteht in der Gewißheit, durch die *Imitatio*
der Passion und des Todes Christi dem Heil entgegenzugehen.
    Meditative Übungen und der Vorsatz, «stets an die eigene
Vergänglichkeit zu denken» (Petrarca), bilden vor allem *nach*
1348 – im Rahmen einer neu aufblühenden, weit über die
Klöster hinauswirkenden Mystik – zentrale Komponenten einer
religiös akzentuierten *ars vivendi*, deren Grundgedanken von
geistlichen Autoren wie Heinrich Seuse (1295–1366) oder Johannes Tauler (1300–1361), aber auch von charismatischen
Frauengestalten wie Caterina von Siena (1347–80) formuliert
wurden. Die Pietà Roettgen (um 1350), heute im Rheinischen

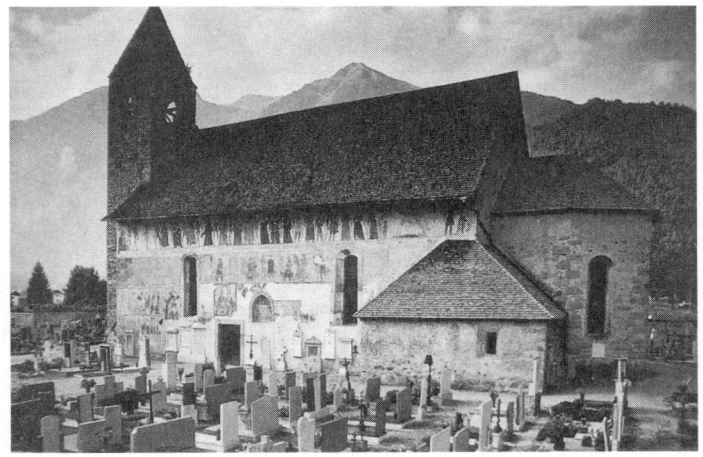

Abb. 5: Künstlerfamilie de Baschenis, Totentanz (um 1520).
Pinzolo, Kirche

Landesmuseum Bonn, aber auch zahlreiche *nach* der Jahrhun-
dertmitte entstandene «Pestkreuze» zeugen von dieser Entwicklung.

Auch die Reformationszeit setzte die Tradition der Toten-
tänze fort. Als Schöpfer des neuzeitlichen Totentanzes gilt Hans
Holbein, dessen großartige Berner Holzschnitte nach 1524 entstanden sein dürften. Eine vertiefte theologische Aussage über
die Ursachen menschlicher Sündhaftigkeit, aber auch harte Stan-
deskritik mit aktuell politischen Bezügen wird deutlich. Eine
protestantische Ikonographie lag auch, obgleich auf alte Traditionen zurückgreifend, der Überarbeitung des Basler Domini-
kaner-Zyklus durch Hans Hug Huber (1536–1578?) zugrunde;
der Prediger erhielt so die Züge des Reformators Johannes
Oekolampadus. Verwandtes Gedankengut zeichnet auch den
erwähnten Zyklus der Wolgaster Gertrudenkapelle aus, wo der
Papst wie der türkische Sultan als diabolische Gestalten erscheinen. Es waren wohl die unterschwellige Pestgefahr, das Gefühl
der stets drohenden Seuche, die Unmöglichkeit der Angstfreiheit,
welche die Totentanzvorstellung so plausibel machten.

Obgleich die Wurzeln seines Kultes sehr alt waren, wurde die Darstellung Sebastians, des wohl wichtigsten Pestheiligen, erst im 15. Jahrhundert wirklich populär. Bemerkenswert ist, daß seine frühesten Abbildungen, etwa in der Calixtus-Katakombe (435), in S. Apollinare Nuovo in Ravenna (6. Jh.) oder in S. Pietro in Vincoli (7. Jh.) in Rom keinerlei Bezüge zur Pest (oder auch zu «Pestpfeilen») aufweisen, wie auch seine Märtyrerlegende keineswegs in ein Seuchengeschehen eingebettet ist. Es war wohl die erwähnte uralte Pfeilsymbolik – Sebastian war, der *Legenda Aurea* zufolge, im Rahmen seiner Folterung derart «gespickt» worden, «daß er wie ein Igel aussah» –, welche die Vorstellung des Seuchenpatrons förderte. Daß der Heilige in der Regel mit entblößtem Oberkörper, als muskulöser *Ignudo*, dargestellt wurde, dürfte auch damit zusammenhängen, daß er – nicht nur in der bildenden Kunst – *Apollos* Züge erhielt. Unter den unmittelbar *nach* der Pest entstandenen Darstellungen der Szene wären etwa die Tafeln von Giovanni del Biondo in der Domopera in Florenz, von Niccolò Semitecolo im Paduaner Diözesanmuseum und vom sogenannten Urbanmeister im Bozener Museum (aus der Dominikanerkirche) zu nennen. Aber auch der pfeilbeschossene Sebastian ist bereits *vor* dem Schwarzen Tod nachweisbar, etwa im 12. Jahrhundert in der Krypta der Kathedrale von Anagni, nachdem das Motiv schon auf einigen frühmittelalterlichen, durch Nachzeichnungen bekannten Fresken aufgetaucht war. Den Höhepunkt der Sebastiansikonographie stellt wohl ein 1464 von Benozzo Gozzoli in Sant'Agostino in San Gimignano geschaffenes Fresko dar (Ronen). Christus und die Madonna intervenieren bei Gottvater zugunsten der Menschen, während die von diesem auf die Menschheit geschleuderten Pestpfeile durch den ausgebreiteten Mantel Sebastians aufgefangen oder durch Engel gebrochen werden. Betend umgibt das Volk der Stadt den Heiligen.

Neben Sebastian, dessen Bedeutung für die bildende Kunst natürlich nur gestreift werden konnte, etablierte sich gegen Ende des 15. Jahrhunderts der zweite große abendländische Pestpatron, der möglicherweise – der Überlieferung nach soll er selbst die Pest überlebt haben – ein Zeitgenosse des Schwarzen

Todes war. Auf der Rückkehr von einer Pilgerreise nach Rom
infizierte sich Rochus und gründete nach seiner Genesung in
Oberitalien ein Pestspital. 1485 wurden seine Reliquien aus
Montpellier nach Venedig transferiert, wo man seine Vita in
kluger Berechnung – im Hinblick auf ein an der Scuola di San
Rocco und der Grabeskirche des Heiligen geplantes Pilgerzen-
trum – neu konzipiert hatte. Dank der kulturellen und politischen Ausstrahlung Venedigs verbreiteten sich Ruhm und Ikonographie des Heiligen – mit der Pestbeule am Oberschenkel (aus
Gründen der Schicklichkeit dezent aus der Leistenbeuge knie-
wärts versetzt), oft auch mit Engel und Hund – in ganz Mittel-
und Südeuropa, aber auch im Ostseeraum. Oft wurde er zusammen mit Sebastian dargestellt (Abb. 6). Seltener zeigte man,
wie auf Tintorettos Bildern in San Rocco in Venedig, Szenen aus
seinem Leben.

Rochus- und Sebastianskirchen – oft mit Reliquien der
Schutzpatrone versehen – waren infolge der Pest weit verbreitet.
Im weiteren Sinn konnten zu Seuchenzeiten auch die 14 Nothelfer angerufen werden, besonders der heilige Christophorus,
dessen Anblick – häufig auf weit sichtbaren Außenfresken – gegen den so gefürchteten «überraschenden Tod» schützte. Bemerkenswert ist, daß der als «Christusträger» dargestellte Riese
wie Sebastian mit Pfeilen beschossen worden sein soll, ohne
ihnen zu erliegen. In wenigen Dörfern des 15. Jahrhunderts
dürfte sein Bild gefehlt haben, wobei die Pest natürlich nur eines
von unzähligen Übeln war, gegen welche er Schutz bot. Von
den Nothelfern und anderen Heiligen, etwa dem jeweiligen
Namenspatron, abgesehen, suchte der Gläubige besonders auch
bei Maria Zuflucht. Das Motiv der *Schutzmantelmadonna* war
in Mittel- und Südeuropa seit der zweiten Hälfte des 14. Jahrhunderts weit verbreitet. «Sub matris tutela» geborgen zu sein,
war das Ziel unzähliger Zeitgenossen des Schwarzen Todes.
Doch war auch dieses Motiv in der Kunst lange *vor* 1348 nachweisbar (in der Literatur erscheint es bereits im 13. Jahrhundert!). Der Zusammenhang von Einzelkunstwerk und einer
bestimmten Pestepidemie wäre freilich von Fall zu Fall zu über-
prüfen.

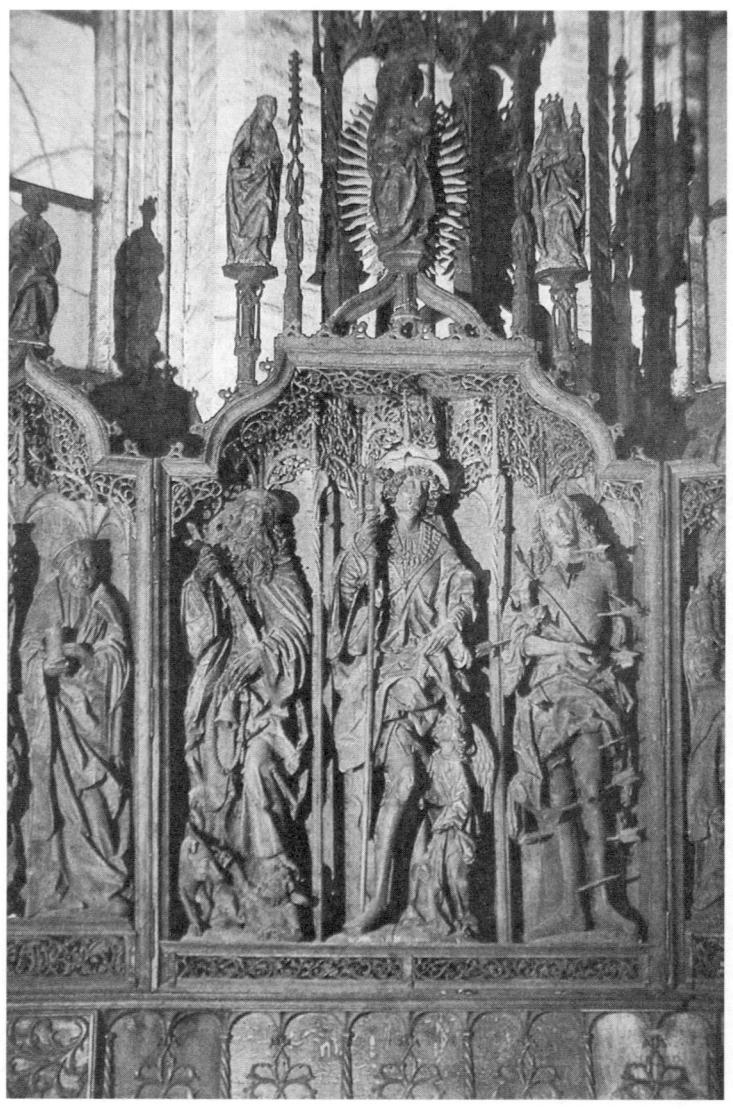

Abb. 6: Pestaltar mit Rochus und Sebastian,
Marienkirche Rostock (um 1530)

Nicht immer erscheint es einfach, die eigentliche Pestikonographie von Bildinhalten zu unterscheiden, die primär der Ver-
tiefung der *Meditatio mortis* dienten. Kapitellskulpturen von
Moissac bis zur italienischen Via Francigena und nach Sachsen
hinein thematisierten drastisch Sterbeszenen, geistigen Tod und
Verdammnis. Petrarcas Schriften *De concreto conflictu curarum
mearum* oder *De otio religiosorum* (daß beide kurz *vor* der Pest
entstanden, dürfte in diesem Zusammenhang unerheblich sein),
aber auch die Vorstellung des Dichters, daß der «Triumph des
Todes» durch denjenigen von Ruhm, Zeit und Gott überwunden wird, weisen auf philosophische und religiöse Verarbeitungen
hin, beweisen aber auch die Rezeption mittelalterlicher Traditionen. Besonders in der Barockzeit, die noch große Pestepidemien
erlebte, zeigte sich das *vanitas*-Motiv zunehmend auch in der
bildenden Kunst. Grabmäler voller Pomp, aber mit demonstrativ dargestellten Totenschädeln, Skeletten oder anderen Zeichen
der Vergänglichkeit werden die Regel. Das *memento-mori*-Mo-
tiv, das sich in Beinhäusern bzw. Katakomben oder Kapuziner-
grüften (S. Maria della Concezione, Rom, Convento die Cap-
puccini, Palermo, Kapuzinerkirche Kuttenberg/Böhmen u. a.)
manifestierte, scheint dagegen nur indirekt von der Pest beeinflußt gewesen zu sein. Hier handelte es sich primär um den Ver-
such, die Gläubigen, vor allem die Mitglieder des betreffenden Konvents, auf drastische Weise an ihre Sterblichkeit zu
erinnern.

Im 19. und 20. Jahrhundert wurde das alte Totentanzmotiv
vereinzelt aufgenommen, obgleich Pestepidemien, wie schon
bemerkt, in Europa seit Beginn des 19. Jahrhunderts der Vergangenheit angehörten. Berühmte Beispiele stammen – in Kritik
der Ereignisse von 1848 – von Alfred Rethel und – unter der
Erfahrung der Cholera, aber mit durchaus metaphorischem
Akzent – von Arnold Böcklin. Arpad Schmidthammer karikierte
1900 in seinem *Totentanz der Politik von Holbein dem Jüngsten* (sic!) die Wilhelminische Gesellschaft, während Otto Dix'
Totentanz (1917) eine andere Pest, nämlich das Grauen des
Ersten Weltkriegs widerspiegelte. Das Motiv diente nunmehr,
wie ja auch in alter Zeit, der Gesellschaftskritik. Die Pest im

klassischen Sinn war nicht mehr zu fürchten, dafür drohten, von Grippe- und Cholerawellen abgesehen, politische und militärische Katastrophen. Die Pest war zur Metapher geworden. Äußere Gefahren durch Naturgewalten wie Sturm, Gewitter, Überschwemmungen, Erdbeben oder Brände schienen in der von Naturwissenschaft und Vernunft geregelten westlichen Zivilisation überwunden. Die *neuen* Ängste wurden eher von Psychologen und Psychoanalytikern behandelt. Kam es weiter zu Naturkatastrophen und Kriegen, erschien dies wie ein unglücklicher Absturz aus der Sicherheit der von Norbert Elias beschriebenen Zivilisation.

Pest und Literatur

Die Pest stellte – beginnend mit der Ilias und dem Alten Testament – auch ein Thema der allgemeinen und religiösen Literatur dar. Die Ausnahmesituation, die sie für Individuum und Gesellschaft bedeutete, der Schrecken und die Angst, die allein ihre Fama hervorrief, reizte viele Autoren, sie in spannenden, nicht selten psychologisierenden Beschreibungen darzustellen. Thukydides, Lukrez, Petrarca und Boccaccio, Pepys, Defoe und Manzoni wurden bereits zitiert. Die Pest von Theben war, so Sophokles in der Tragödie *König Ödipus*, in der Blutschuld des nichtsahnenden Königs begründet. Wie bei Homer hatte sie Apollon geschickt. Auch Vergil beschrieb eine Pestseuche (*Georgica* III, 478–566), die Menschen zur Verzweiflung trieb und Tieren einen furchtbaren Tod brachte. Opfer und Gebete konnten die Götter nicht umstimmen, selbst die Priester starben. Andererseits gelang es dem Imker Aristaeus, als seine Bienen einer geheimnisvollen, von erzürnten Nymphen gesandten Krankheit erlegen waren, die Unsterblichen durch ein Tieropfer umzustimmen: Aus den Kadavern der Opferrinder entstanden lebende Bienen. Die Seuche wird damit *auch* zum Symbol des Neubeginns. Ebenso nahm Ovid das Seuchenmotiv auf. In den *Metamorphosen* (VII, 523–613) wird das «mächtige Unglück», das Tiere und Menschen hinwegrafft, mit dem Zorn der Juno auf eine Nebenbuhlerin begründet. Auch hier werden Götter hinter der Epidemie vermutet. Wie bei Vergils dramatischer Darstellung ist keine sichere Diagnose möglich. Menschen «stürzen zu Boden und fliehen aus ihrer Wohnung …. Halbtot irren sie auf den Wegen einher, solange sie noch stehen können. Weinend liegen andere auf der Erde. Ein müder Blick, dann bricht das Auge. Die Glieder recken sich gegen die Gestirne am düster herabhängenden Himmel. Wo immer sie der Tod überrascht, hauchen sie ihr Leben aus. Überall sieht man Menschen von der Pest niedergestreckt, wie wenn welkes Obst von den schwankenden Zweigen der Bäume fällt ....» (Paulsen/Schulze). Epidemien erzeugen so, wie bei vielen späteren Schriftstellern, auch *atmosphärisch* düstere Stimmungen. Dies gilt auch für *die mittelalterliche* Literatur, wo Seuchen besonders für die Kreuzfahrer ein Problem darstellten. In der *Bescheidenheit* Freidanks (1229) klagt der Held so über die Pest, die während der Belagerung Akkos ausgebrochen war, als «hunderttusend sturben». Sie wird mit dem *Fremden*, in diesem Fall mit Syrien assoziiert, wo der Tod «wie ein Herr über sein Gebiet waltet. Alle die da leben sind seine Beute.» Nach Freidank war er so alltäglich geworden, «daß nicht einmal mehr über ihn geklagt wird». Andernorts und zu anderen Zeiten hätte man «einen Esel mehr als nun hunderttausend Menschen» bejammert.

Zweifellos stellten Boccaccio und Petrarca besonders herausragende literarische Zeugen dar. Boccaccios Beschreibung der Pest von Florenz 1348 gilt als die berühmteste Darstellung des Sujets überhaupt. Doch widmeten sich auch andere Zeitgenossen dem Thema. Der Florentiner Dichter Antonio Pucci verzweifelte vor allem am Niedergang der Sitten: «Viele sterben, von Hilfe und Rat verlassen, auch Sarazenen, Juden und Abtrünnige. Sie dürfen nicht im Stich gelassen werden! Oh ihr Ärzte, um Gottes willen. Und ihr Priester und Bettelbrüder, besucht doch aus Nächstenliebe die, welche nach euch verlangen. Zeigt an ihnen eure Güte. Denkt an eure eigenen Seelen und schaut jetzt nicht auf den Gewinn! Und ihr, Verwandte, Nachbarn und Freunde, wenn ihr seht, daß einer zu Euch klagt, bei Gott, zögert nicht! Seid vielmehr hochherzig und tröstet ihn!»

Um 1500 beschrieb der griechische Dichter Emanuel Georgillas die zeitgenössische Pest auf Rhodos. Andreas Gryphius karikierte dagegen den Seuchenalltag während des Dreißigjährigen Krieges: «Komm Zwietracht, hetze Schwert und Schwerter, komm Furcht, besetz all End und Örter, komm Eigenmord mit Strang und Stahl, komm Angst mit allzeit neuer Qual ... » Krieg und Pest ergänzten sich in grauenvoller Perfektion. Berühmt wurden auch die Schilderungen Abrahams a Sancta Clara (1680). Noch im 19. und 20. Jahrhundert wirkten historische Pestseuchen inspirierend: Isolde Kurz (1853–1944) beschrieb, nach akribischem Vorbild eines zeitgenössischen Chronisten, die Florentiner Pest von 1527 (*Anno pestis*), wobei sie eine Liebesgeschichte mit kriminalistischen Details verband. Leo Weismantel (1888–1964) rekonstruierte dagegen den elsässischen Seuchenalltag des 16. Jahrhunderts (*Die höllische Trinität*), in den ein Drama um den Maler Mathias Grünewald integriert wurde. Emanuel Geibel (1815–1884) thematisierte die Seuche in seiner Ballade *Cito mors ruit*, wo das alte Bild des Todesreiters erscheint. Zahllose Pestnovellen und -romane wären allein im deutschen Sprachraum zu nennen. So schrieben Wilhelm Raabe (1831–1910) über eine unbekannte norddeutsche Stadt (*Der Schüdderump*), Theodor Storm (1817–1888) über eine Landgemeinde (*Ein Fest auf Haderslevhuus*) und Agnes Miegel (1879–1964) über Ostpreußen (*Die Frauen von Nidden*). Die Pest war längst zur Metapher geworden, aber auch zur düsteren Bühne menschlicher Existenznot. Sie wurde Teilmotiv bei Werner Bergengruen (*Der Großtyrann und das Gericht*) und Gustav Freytag (*Die verlorene Handschrift*). Edgar Allan Poe beschrieb in *The Masque of the Red Death* (1842) eine Cholera-Epidemie. Dabei vermischte sich Fiktives mit zeitgenössischer Erfahrung, wobei – wie einst bei Lukrez – für Hoffnung und Heilung kaum Chancen bleiben. Wie Boccaccios junge Gesellschaft ziehen sich ein Fürst und 1000 Edelleute in eine Abtei zurück. Bei einem Maskenball taucht, allem Optimismus zum Trotz, unversehens die «Maske» der Krankheit auf. Die Cholera erweist sich als gnadenlos. Niemand kann seinem schicksalhaften Ende entgehen: «Mit dem Tode des letzten der Fröhlichen entwich das Leben der Ebenholzuhr. Die Flammen erloschen, und Nacht, Verwesung und der Rote Tod herrschten unbeschränkt über allem.» 1882 stellte der Däne Jens Peter Jacobsen die ekstatische Sinnlichkeit der *Pest in Bergamo* dar. Folter, religiöse Skrupel, Buße und Umkehr werden minutiös geschildert. Die Welt der Pest war – auf dem Höhepunkt des positivistischen Zeitalters – zum Symbol der Unaufgeklärtheit und Rückständigkeit geworden.

Den wohl berühmtesten Pestroman des 20. Jahrhunderts schuf

Albert Camus (*La peste* 1947). Hintergrund ist eine Seuche in
Oran. Docteur Rieux, der Protagonist, stürzt eines Morgens
über eine tote Ratte. Die Stadt verweigert sich zunächst der
grausamen Erkenntnis. Presse und Obrigkeit verschweigen, wie
so oft in der Vergangenheit, die Gefährlichkeit der Lage. Als der
Ernst der Situation klar wird, machen sich Apathie und Verzweiflung breit. Die meisten Ärzte entwickeln eine bedenkliche
Gleichgültigkeit, um ihrer gefährlichen Tätigkeit psychisch gewachsen zu sein. Dank eines von dem Arzt Castel entwickelten
Serums wird die Seuche langsam eingedämmt. Doch bleibt die
Warnung des Autors vor trügerischer Sicherheit – ein Appell an
alle Menschen, die glauben, ihr Leben sei frei von Gefahren und
Verführungen. Auch Andrzej Sczypiorskis *Die Pest von Arras*
(1971) stellte eine Metaphorik politischer Gefahren und
Entwicklungen dar. 1458 wird ein Jude in den Selbstmord ge-
trieben. Kurze Zeit später bricht die Seuche aus. Die Suche nach
den Schuldigen wird zum zentralen, alptraumhaften Thema.
Die Rolle der gesellschaftlichen Gruppen mit ihren spezifischen
Taktiken und Interessen wird dabei kritisch beleuchtet.

Die Dramatik des Pestalltags, die Angst vor dem Tod, das
Verhalten der bedrängten Gesellschaft stellten einen untrüg-
lichen Spiegel menschlicher Abgründe dar. Mit der Pest leben
heißt für die meisten Autoren «in der Welt leben». Die Metaphorik der Seuche demaskierte nicht nur bei Camus und
Sczypiorski die Zuversicht und Selbstsicherheit des modernen
Menschen.

Die Lösung des Rätsels

Die Entdeckung des Pesterregers 1894 durch Alexandre Yersin stellte ein einschneidendes Ereignis der Seuchengeschichte dar, das paradoxerweise, da effektive therapeutische Möglichkeiten weiterhin fehlten, die Angst vor dem Schwarzen Tod eher förderte (Kupferschmidt). Seit Mai des Jahres wurde Hongkong von der Seuche heimgesucht. Die Erschließung von Massengräbern, Massenflucht, kollektive Verzeiflung, die Verbrennung des Besitzes von Kranken und Toten sowie die Unschlüssigkeit der Ärzte erinnerten an alte Chronistenberichte. Hunderttausende waren geflohen. Ein entscheidender Unterschied zum Mittelalter bestand freilich: Im Zeichen der boomenden Bakteriologie fuhren europäische Wissenschaftler, in der Regel Schüler von Robert Koch und Louis Pasteur, neugierig in Länder und Orte, wo der Schwarze Tod ausgebrochen war. Am 12. Juni erreichte so Shibasaburo Kitasato, ein japanischer Schüler Robert Kochs, Hongkong, drei Tage später der französische Arzt Alexandre Yersin. Beide führten Untersuchungen an Leichen durch. Als erster lieferte Yersin, der in Marburg und Paris studiert hatte, eine Beschreibung des Erregers. Als Kitasato 1896 in Tokio den Keim als beweglich und grampositiv beschrieb, kam er vorübergehend in den Verdacht, von einem anderen Bakterium zu sprechen. Yersin hatte den Einzeller bereits im September 1894 als unbeweglich und gramnegativ geschildert, was von weiteren Forschern, u.a. den Japanern Aoyama und Ogata, bestätigt worden war. Allerdings gab es jahrzehntelang eine nationalistisch gefärbte Debatte um die Erstentdeckung des Pest-Erregers. Als erster forderte 1897 Ogata, den *Flöhen* nähere Beachtung zu schenken, welche, so seine Beobachtung, von toten Ratten auf Menschen überwechselten und die Pest «im Notfall» selbst von Mensch zu Mensch übertrugen, eine These, die 1898 von dem Franzosen Simond bestätigt wurde. Exakt geklärt wurden der Übertragungsmechanismus sowie die Rolle der Flöhe allerdings erst 1906 durch den englischen Forscher Charles Rothschild. Yersin, der später in Nha Trang (im damaligen Französisch-Indochina) eine Dependance des Pariser Institut Pasteur leitete, stellte die Pathogenität des für Menschen so gefährlichen Keims für viele Tiere, u. a. Nager und Meerschweinchen, heraus. Er hatte verschmutzte Kanalisationssysteme, seit Urzeiten ein «klassisches» Reservoir für Ratten und Mäuse im Verdacht, die Verbreitung der Pest zu fördern. Andere in Hongkong tätige Forscher vermuteten, sie werde durch Mahlzeiten verbreitet, wobei Fliegen, Kakerlaken und andere Ungeziefer als Vektoren diskutiert wurden. William Hunter, der Pestkeime im Kot von Tieren entdeckt hatte, glaubte 1904 in der Verschmutzung von Lebensmitteln bzw. Trinkwasser den entscheidenden Gefahrenherd zu sehen. Besonders billiger Reis, ein Massennahrungsmittel in den betroffenen Gebieten, kam in Verdacht. Kitasato forderte, die Pest mit denselben Hygiene-Maßnahmen wie die Cholera zu bekämpfen, etwa durch Desinfektion von Häusern und Straßen sowie eine strikte Isolierung Erkrankter. Therapeutisch blieb man im übrigen noch jahrzehntelang machtlos. Bis zur Entwicklung effizienter Antiobiotika in den Dreißiger- und Vierzigerjahren des 20. Jahrhunderts blieb der Kampf gegen die Pest, auch wenn es in Europa nicht mehr zu *Epidemien* kommen sollte, eine wissenschaftliche und humane Herausforderung.

1896 brach in Bombay eine noch stärkere Pestseuche aus. Die Fachleute reisten nun nach Indien, zumal die Seuche in Asien – uralte Erinnerungen kamen hoch! – als Bedrohung für Europa empfunden wurde und einige Häfen im Nahen Osten, aber auch in Südamerika bereits kontaminiert waren. Ägypten, Rußland und Österreich, deutsche, britische und indische Forschergruppen stellten vor Ort Untersuchungen an. Kupferschmidt (1993) hat die Methoden und Zielsetzungen, den politischen und wissenschaftlichen Ehrgeiz, den Zeitdruck sowie die Hypothesen dieser Bakteriologen, die im Scheinwerferlicht der westlichen wie einheimischen Presse arbeiteten, minutiös beschrieben. Nicht wenige Forscher, etwa der Österreicher Hermann Franz Müller, infizierten sich und starben. Der entscheidende Beitrag der Ratten zur Ausbreitung der Beulenpest konnte bald bewiesen werden. Anfällig für die Infektion erwiesen sich auch Hunde, Katzen, Pferde und Rinder (was schon Boccaccio erwähnt hatte). Die Seuchenpolitik der Kolonialmächte wurde allerdings, dem politischen Stil der Zeit folgend, ohne Sensibilität umgesetzt. Viele Forscher demonstrierten ihre «kulturelle Überlegenheit» durch ein arrogantes, philanthropisch verbrämtes Auftreten. Suchtrupps kontrollierten mit militärischer Härte die Armenviertel von Bombay (Kessel). Pläne der Engländer, infizierte Einheimische in ein Pestspital zu evakuieren, führten fast zu einem Volksaufstand. Etwa ein Fünftel der Einwohner kam nach der Statistik des Arztes Hankin ums Leben. Erstaunlich lange dauerte es, bis die Pestbeulen richtig gedeutet wurden. Einige Mediziner hielten sie zunächst für Einstich- oder Bißstellen! Neben der Bakteriologie boomten im Schlepptau der Seuchenforschung auch die medizinische Statistik, Epidemiologie sowie Ansätze einer Sozialforschung. Letztere spielt gerade in der heutigen Seuchenforschung wieder eine besondere Rolle.

Der Pathomechanismus der Pest, der seit 1894 langsam entschlüsselt wurde, läßt sich etwa wie folgt zusammenfassen: Im infizierten Floh blockiert ein Propfen aus Bazillen und Blut den *Proventrikel*, eine kleine Tasche der Speiseröhre. Beim «Stich» (in Wirklichkeit «Biß») des Flohs wird dieser hochinfektiöse Blutpropf erbrochen und in die Bißwunde, d. h. in die Blutbahn von Ratte oder Mensch geschleudert. Möglich ist aber auch eine Infektion durch den Flohkot, der bei starkem Jucken, besonders bei Menschenflohbefall, in die Haut gerieben wird oder über offene Wunden oder Ekzeme in die Blutbahn des Wirts gelangt. Nach dem Eingehen der primär bevorzugten Ratten setzen sich die Pestflöhe auf Menschen oder Affen ab. Schafe und Rinder werden offensichtlich erst bei Mangel an Menschen oder Affen aufgesucht und erkranken deshalb seltener. Insgesamt gibt es etwa 370 verschiedene nachgewiesene Wirtsspezies, wobei die meisten eine völlig untergeordnete Rolle spielen. Die Infektionsgefahr wird dadurch begünstigt, daß Flöhe ungefähr einen Monat auch ohne Symbiose mit einem Wirtstier überleben und den Menschen aus Kleidern, Lumpen, Betten usw. befallen können (die Frage der Infektiosität solcher Gegenstände hatte die Ärzte und Gesundheitsbehörden seit Jahrhunderten beschäftigt, zumal aufgefallen war, daß mit dem Abflauen der Pest, ungeachtet aller Miasma- und Säftetheorien, die Ansteckungsgefahr schlagartig nachließ). Unterhalb von zehn Grad – hier scheint es durch Adaptation erklärbare Varianten zu geben! – fällt der Floh in eine Gliederstarre. Dies ist wohl der Grund, daß die Pest in kälteren Jahreszeiten seltener auftrat. Über die «Tröpfcheninfektion» der Pest wurde bereits berichtet. Sie führt durch Einatmung des Erregers zur «primären Lungenpest» und zerstört in kürzester Zeit die Lungenalveolen, ein Vorgang, der im finalen Stadium der Beulenpest ebenfalls eintritt. Die nachfolgende Septikämie (Blutvergiftung) hat praktisch immer, wie es bereits Guy de Chauliac zur Zeit des Schwarzen Todes 1348 beschrieben hatte (s. S. 17 f.), unter Herzrasen, Bluthusten und Atemnot, einen tödlichen Ausgang.

Mit der Entdeckung des Erregers entwickelte sich die «moderne Krankheitseinheit Pest» (Leven). Viele hatten bereits zuvor auf einen Impfstoff gehofft. Seit uralten Zeiten war aufgefallen, daß Menschen, die die Pest überlebt hatten, selten erkrankten. Bereits 1755 hatte der ungarische Arzt Stefan Weszprémi, 1781 auch der Russe Danilo Samoilowitz eine Inokulation mit «Pestgift», d. h. dem Inhalt der Bubonen vorgeschlagen. Yersin versuchte die Züchtung eines avirulenten Pestbakteriums, von dem er hoffte, es werde Versuchstiere gegen eine Infektion schützen. Bei Kaninchen gelang dies bereits 1895. Vor allem wurde die Pestimpfung durch den aus Odessa stammenden Waldemar Mordekai Haffkine forciert. 1897 konnte er in einem Gefängnis in Bombay erste Erfolge erzielen. Wegen ausgeprägter Nebenwirkungen wurde die «Haffkinesche Lymphe» jedoch bald kritisch gesehen. Doch versuchte man in einigen Labors – auch hier nicht ohne nationalistischen Impetus! – die Impfidee weiterzuentwickeln. Immerhin wurden noch in den Vierzigerjahren des 20. Jahrhunderts amerikanische Soldaten auf diese Weise gegen die Pest geschützt!

Die Vorbeugung konnte aber auch direkt an den tierischen Überträgern ansetzen. 1945 stoppte man eine Pestwelle in Peru, indem man die Rattenflöhe mit DDT bekämpfte. Allerdings zeigten sich bald erste Resistenzen. Langsam stellte sich heraus, daß es drei menschenpathogene Pestformen gibt: die von wilden Nagern und ihrer Flohfauna übertragene *sylvatische* Pest, die von Hausnagern und ihrer Flohfauna weitergegebene *murine* Pest und die *Menschen*pest, die durch den Biß des Menschenflohs verursacht wird. Natürlich galt es nun, das spezifische Verhalten der jeweiligen Nager zu erforschen. Zwischen 1932 und 1935 wurden durch Gerhard Domagk (1895–1964) die ersten Sulfonamide entwickelt, deren Wirkungsweise nach und nach auch französische und englische Forscher klärten (Leven 1997). Das gegen Tuberkulose und Pest wirksame Antibiotikum Streptomycin wurde in den Vierzigerjahren durch Selman Waksman (1888–1973) isoliert. 1946 bzw. 1948 wurden diese und andere Antibiotika an Mäusen und Meerschweinchen erprobt (Hornibrook, Herbert). Erst jetzt war der (vorläufige) Sieg über die Pest abzusehen, zumal sich auch Tetrazykline und das Chloramphenicol als wirksam erwiesen. Späte Stadien mit ausgeprägten Bubonen (Beulen) blieben allerdings unheilbar. Freilich sah das 20. Jahrhundert keine dem 14. Jahrhundert vergleichbare Pestepidemien.

Man weiß bis heute nicht genau, warum sich der Schwarze Tod in Europa seit dem 18. (und weltweit seit dem späten 19. Jahrhundert) zurückzog und seine jahrhundertelang gefürchtete Infektiosität verlor. Hygienemaßnahmen verschiedenster Art und Intensität, die Veränderung der Rattenpopulationen (vor allem die seit dem 17. Jahrhundert nachweisbare Verdrängung der Haus- durch die Wanderratte), technisch verbesserte Kontrollen und Restriktionen (Militärcordons) und sehr wahrscheinlich Mutierungen des Erregers dürften hierzu beigetragen haben. Auch das uralte Phänomen, daß bestimmte Seuchen irgendwann durch andere ersetzt werden (leider oft gerade dann, wenn gegen die alte Geißel ein Mittel gefunden war!), mag eine Rolle gespielt haben. Nicht nur die Anstrengungen von Bakteriologen und Hygienikern führten zur Verdrängung berühmter Seuchen, sondern auch, ja in erster Linie, konkurrierende Epidemien mit ähnlichen Erregern und ähnlichem Symptomenspektrum (Winau). Europa konnte sich deshalb nach Eindämmung der Pest im 19. Jahrhundert keineswegs befreit fühlen. Die Cholera schlug gerade dort zu, wo man sich über das Verschwinden der «alten» Seuche besonders gefreut hatte: in Groß- und Hafenstädten. Allein die Tuberkulose sowie einschneidende Grippeepidemien forderten bis zur ersten Hälfte des 20. Jahrhunderts auch in Europa Millionen von Opfern.

«Ansteckung» –
die Verkörperlichung der Angst

Die Vorstellung der Ansteckungsgefahr war seit alters mit vielerlei Phantasien und Emotionen verbunden. Von der Lepra über die Pest bis zu Aids – bei aller Unterschiedlichkeit der Infektiosität ging es darum, sich zu schützen und, ungeachtet vorherrschender Ideologien und moralischer Diskurse, Vorkehrungen zugunsten der eigenen Gesundheit zu treffen. Dies galt *vor* wie *nach* der Entdeckung des Pesterregers durch Yersin (vgl. S. 109–112). Seuchengesetze waren stets einschneidend. Kompromisse taugten wenig – ein einziger übersehener Fall konnte eine katastrophale Epidemie auslösen. Schon das langobardische Edictum Rothari (643) sah z. B. Lepröse außerhalb der Gemeinschaft – *tamquam mortuus* sollte der Aussätzige in einem Trauergottesdienst aus der Gemeinde ausgeschlossen werden. Mit seinen Schicksalsgenossen erwartete ihn eine Art Gegenwelt, die an ein in Mittel- und Südeuropa weit verbreitetes Netz von Hospizen gebunden war. Angesichts der, was die Infektiosität betraf, weitaus gefährlicheren *Pest* mußten die eingespielten Sicherheitsvorkehrungen nach 1348 in kürzester Zeit perfektioniert werden. Die Gesellschaft zeigte sich den Betroffenen gegenüber unbarmherzig. Versuche, zu Epidemiezeiten die Kontaktsperren der Pestlazarette zu überwinden, wurden in der Regel mit dem Tode bestraft. Dieselbe Strenge war bei Übertretungen der seit dem 14. Jahrhundert entwickelten Seuchengesetze zu erwarten. Selbst auf anonyme Anzeigen und bloßen Verdacht hin wurden zahllose Menschen isoliert. Bereits im Spätmittelalter wurden damit radikal utilitaristische Grundsätze beherzigt, wonach bei Gefahr für das Gemeinwesen Minderheiten zugunsten der Mehrheit Nachteile in Kauf zu nehmen hatten.

Ärzte versuchten sich, wie erwähnt, bis ins 19. Jahrhundert durch Mäntel, Handschuhe, hohe Schuhe, Kapuzen und Schutzmasken zu schützen. Während ihre Diagnostik bis zum 18. Jahrhundert durch die Viersäfte- bzw. Miasmenlehre bestimmt wurde, was häufig zu Fehldiagnosen führte, zeigten die empirisch geschulten Gesundheitsbehörden, die sich mehrheitlich aus Laien rekrutierten, schon früh ein relativ sicheres Gespür für die Gefahr. Sie fürchteten weniger die Schulmedizin als Verharmlosungsstrategien der Regierungen, die, wie erwähnt, bis ins 20. Jahrhundert ein Charakteristikum der Seuchengeschichte darstellten (vgl. S. 70–73).

Lange vor dem 19. Jahrhundert hatte, wie bereits ausgeführt (vgl. S. 29), Fracastoro (1479–1553) die Theorie vertreten, kleine Korpuskeln wären für eine Pest- oder Syphilisinfektion verantwortlich zu machen. Sie würden durch direkten Kontakt, Tröpfcheninfektion oder bestimmte Gegenstände, etwa Wäsche oder Bettdecken, vom Infizierten auf Gesunde übertragen. Dies bedeutete nicht nur eine Herausforderung der Miasmatiker, sondern ebenso eine Kampfansage an unzählige Laienheiler, denen die meisten Zeitgenossen großes Vertrauen entgegenbrachten. Während deren Einfluß mit der Aufklärung zurückging, hielt der wissenschaftliche Streit zwischen den Anhängern der *contagia viva* und den Verteidigern der hippokratisch-galenischen *Milieu*-Theorie bis zum Ende des 19. Jahrhunderts an. Athanasius Kircher (1602–1680) sowie Anton van Leeuwenhock (1632–1723) unterstützten die Korpuskeltheorie. Die Idee einer Immunisierung durch *kontrollierte Ansteckung* nahm mit der ersten Pockenimpfung (1720) konkrete Gestalt an und gewann mit Entwicklung der Vakzinationstechnik durch Edward Jenner (1796) an Plausibilität. Hundert Jahre später lag auch gegen die Pest ein Impfstoff vor (vgl. S. 112), der allerdings nur für einige Monate Schutz bot.

Im 19. Jahrhundert standen plötzlich viele Krankheiten im Verdacht, durch «Infektion» übertragen zu werden. Angesichts der Entdeckung unzähliger bakterieller und viraler Krankheitserreger lag es nahe, selbst für psychische Auffälligkeiten «Contagien» verantwortlich zu machen. Tanzwut, kollektive Phantasmen, religiöser Fanatismus, «Fraternisierung» (etwa die Bildung von Jugend- und Räuberbanden) oder Selbstmordepidemien wurden so von radikalen Positivisten nach dem biologistischen Infektionsmodell begründet (Schaub/Suthor). Dazu schienen mit Hilfe des bakteriologischen Vokabulars auch soziale Miß-stände erklärbar. Kriminelle oder asoziale Handlungen wur-den um 1900 selbst als *Pest* bezeichnet, die vermeintlichen oder tatsächlichen Übeltäter als *Schmarotzer* der Gesellschaft. Der Mensch konnte, so die Befürchtung, auch durch Gedanken *infi-ziert* werden. Wie gegen Epidemien galt es gegen gewisse Ideo-logien *Vorsorge* zu treffen. Jugendliche mußten von Eltern und Lehrern gegen Hirngespinste *geimpft* werden. Bücher und Schrif-ten konnten, folgte man der neuen Pädagogik, zum *Nährboden* für Revolutionen werden. Umgekehrt wurden Infektionskrank-heiten *bekämpft* und *besiegt.*

Dabei hatte die Vorstellung der «Infektion» längst auch das private Leben beeinflußt. Welcher Infektionstheorie man im 17. oder 18. Jahrhundert auch anhing, es leuchtete ein, daß Körperkontakte – ob mit Bakterien oder miasmenreicher Luft – zu vermeiden waren. Da feuchte Hitze nach hippokratischer Lehre die Poren der Haut öffnete, galten Waschungen mit war-mem Wasser als Infektionsrisiko. Aus diesem Grund bestand – das Beispiel Ludwigs XIV. wurde schon genannt – die Toilette in hochgestellten Kreisen vor allem im Pudern und Parfümieren (penetrante Gerüche sollten die möglicherweise miasmenreiche Luft neutralisieren!). Trockener Kälte wurde eine prophylak-tische Wirkung zugeschrieben. Noch im frühen 19. Jahrhundert erweckte warmes Wasser ärztliches Mißtrauen. Haarewaschen mit warmen Wasser und Seife galt z. B. in Frankreich vor 1848 als verpönt. Auch das Schwimmen war eher in der (schulmedi-zinisch vernachlässigten) Unterschicht üblich. Nach schweiß-treibenden Ballspielen und Sportübungen kamen für Adlige des Ancien Régime selbstverständlich nur der Wechsel der Wäsche und das Abreiben des Körpers in Frage. Angesichts der vorherr-schenden Seuchenlehre hätte jedes andere Verhalten als unver-antwortlich gegolten.

Es war ein komplizierter Weg von der naturwissenschaftlich-theoretischen Begründung des *Contagium vivum* durch den Anatomen Jakob Henle (1840) bis zum ersten Nachweis eines

Krankheitserregers (des Milzbrandbazillus) 1849, der allerdings
erst 1876 durch Robert Koch isoliert werden konnte. Voraus-
gehende Entdeckungen, etwa des Botulismus-Erregers durch
den romantischen Arzt Justinus Kerner (1817 ff.), stellten rare
Ausnahmen dar. Innerhalb weniger Jahrzehnte klärten Forscher
wie Louis Pasteur, Robert Koch, Pierre Paul Roux, Alexandre
Yersin, Friedrich Loeffler, Emil von Behring, Fritz Schaudinn
und Paul Ehrlich die Ursache zahlreicher Epidemien, darunter
der Pest (vgl. S. 109–114). Die Bakteriologie war um 1900 zur
führenden naturwissenschaftlich-medizinischen Disziplin geworden. Das uralte Rätsel der Ansteckung schien gelöst – über
die bisherigen Vorstellungen wurde in den Labors, Akademien
und Fakultäten in Berlin, Paris und London gelächelt.

Freilich war damit, wie im vorhergehenden Kapitel gezeigt
wurde, das Problem der Infektion nicht aus dem Weg geschafft.
Selbst nach Entwicklung effektiver Medikamente, etwa von
Salvarsan oder Penicillin (nach dem ersten bzw. während des
zweiten Weltkriegs), bedurfte es der Eigenverantwortung der
Menschen, sich vor Infektionen zu schützen. Um 1900 wurde
deshalb eine agressive gesundheitliche Aufklärung üblich. Bilder
mit Entstellungen, welche die Syphilis als «neue Pest» hervorrief (deren Erreger Fritz Schaudinn 1905 nachweisen konnte),
wurden in Schulen und Betrieben zur Abschreckung gezeigt.
Wie im Spätmittelalter schien der Infizierte weniger als Patient
denn als Schuldiger. Als 1918 Millionen Europäer einer Grippeepidemie zum Opfer fielen, mehr als im gesamten ersten Weltkrieg, wurde klar, daß die Pest nur durch andere Seuchen abgelöst worden war. Erst langsam begriff man, daß es nur bedingt
in der Hand der Gesellschaft lag, Epidemien zu vermeiden. Pest
und Seuchengefahren werden deshalb auch in Zukunft die
Menschheitsgeschichte begleiten. Dürers apokalyptische Reiter
behalten ihre Aktualität.

Literatur

James S. Amelang (Hrg.), A Journal of the Plague Year. The Diary of the Barcelona Tanner Miquel Parets 1651. New York 1991

Philippe Ariès, Geschichte des Todes. Aus dem Französischen von Hans Horst Henschen und Una Pfau. Dt. München 1980

Gauvin A. Bailey, Pamela M. Jones u. a. (Hrg.), Hope and Healing. Painting in Italy in a Time of Plague 1500–1800. Chikago 2005

Ruth Baumgarten, Die Pest in der schönen Literatur. Med. Inaug. Diss. Frankfurt am Main 1949

Luciano Bellosi, Buffalmacco e il trionfo della morte (= Antipodi 11). Mailand 2003

Klaus Bergdolt (Hg.), Die Pest 1348 in Italien. Fünfzig zeitgenössische Quellen. Heidelberg 1989

Klaus Bergdolt, Pest, Stadt, Wissenschaft – Wechselwirkungen in oberitalienischen Städten vom 14. bis 17. Jahrhundert, in: Berichte zur Wissenschaftsgeschichte 15 (1992), S. 201–211

Klaus Bergdolt – La vita sobria – Gesundheitsphilosophie und Krankheitsprophylaxe im Venedig des 16. Jahrhunderts, in: Medizin, Geschichte, Gesellschaft 11 (1993), S. 25–42

Klaus Bergdolt, Zur frühen Ikonographie des hl. Sebastian, in: Klaus Bergdolt und Dietrich von Engelhardt (Hrg.), Schmerz in Wissenschaft, Kunst und Literatur (= Schriften zur Psychopathologie, Kunst und Literatur VI). Hürtgenwald 2000, S. 37–57

Klaus Bergdolt, Der Schwarze Tod in Europa. Die große Pest und das Ende des Mittelalters. 5. Aufl. 2003

Klaus Bergdolt, Das Pestmotiv in der bildenden Kunst, in: Mischa Meier (Hrg.), Pest. Geschichte eines Menschheitstraumas. Stuttgart 2005, S. 317–327

Jean-Noel Biraben, Les hommes et la peste en France et dans les pays européens et méditerranéens. 2 Bd. Paris 1975

Arno Borst, Gerhart von Graevenitz u. a. (Hrg.), Tod im Mittelalter (= Konstanzer Bibliothek Bd. 20). Konstanz 1993

Kathrin Boyens, Die Maßnahmen Hamburgs während der letzten Pest, in: Otto Ulbricht (Hrg.), Die leidige Seuche. Pest-Fälle in der Frühen Neuzeit. Köln/Weimar/Wien 2004, S. 295–325

Wolfram Brandes, Die Pest in Byzanz nach dem Tode Justinians (565) bis 1453, in: Mischa Meier (Hrg.), Pest. Die Geschichte eines Menschheitstraumas. Stuttgart 2005, S. 201–224

Jacqueline Brossollet, Henri Mollaret, Pourquoi la peste? Le rat, la puce et le bubon. Paris 1994

Neithard Bulst, Der Schwarze Tod. Demographische, wirtschafts- und kulturpolitische Aspekte der Pestkatastrophe von 1347–1352. Bilanz der neueren Forschung, in: Saeculum 30 (1979), S. 45–67

Neithard Bulst, Robert Delort (Hrg.), Maladies et Société. Actes du colloque de Bielefeld. Paris 1989

Neithard Bulst, Heiligenverehrung in Pestzeiten. Soziale und religiöse Reaktionen auf die spätmittelalterlichen Pestepidemien, in: Andrea Löther u. a. (Hrg.), Mundus in imagine. Bildersprache und Lebenswelten im Mittelalter. Festgabe für Klaus Schreiner. Mit einem Geleitwort von Reinhart Koselleck. München 1996, S. 63–97

Neithard Bulst, Der «Schwarze Tod» im 14. Jahrhundert, in: Mischa Meier (Hrg.), Pest. Die Geschichte eines Menschheitstraumas. Stuttgart 2005, S. 142–161

Norbert Buske, Der Wolgaster Totentanz. Schwerin 1998

Ann G. Carmichael, Plague and the Poor in Renaissance Florence. Cambridge u. a. 1986

Elisabeth Carpentier, Une ville devant la peste. Orvieto et la peste noire de 1348 (= Bibliothèque du Moyen-Age). 2. Aufl. Brüssel 1993

Samuel K. Cohn jr., The Black Death. End of a Paradigm, in: American Historical Review 107 (2002), S. 703–727

Samuel K. Cohn jr., The Black Death Transformed. Disease and Culture in Early Renaissance Europe. London/Oxford/New York 2002

Daniel Defoe, Die Pest zu London. Dt. v. Heinrich Steinitzer. München 1925

Barbara Deimling, The Contamination of the Senses and the Purification of Art in Mid-Fourteenth Century Florence, in: Klaus Bergdolt/Giorgio Bonsanti (Hrg.), Opere e Giorni. Studi su mille anni di arte europea dedicati a Max Seidel. Venedig 2001, S. 167 176

Jean Delumeau, Angst im Abendland. Die Geschichte kollektiver Ängste im Europa des 14. bis 18. Jahrhunderts. Dt. von M. Hübner, G. Konder und M. Roters-Burck. 2 Bd. Hamburg 1985

Paul Dijstelberge, Leo Noordegraaf, Plague and Print in the Netherlands. A short-title Catalogue of Publications in the University Library of Amsterdam. Rotterdam 1997

Martin Dinges/Thomas Schlich (Hrg.), Neue Wege in der Seuchengeschichte. Stuttgart 1995

Martin Dinges, Süd-Nord-Gefälle in der Pestbekämpfung. Italien, Deutschland und England im Vergleich, in: Wolfgang U. Eckart/Robert Jütte (Hrg.), Das europäische Gesundheitssystem. Gemeinsamkeiten und Unterschiede in historischer Perspektive. Stuttgart 1994, S. 19–51

Martin Dinges, Pest und Staat. Von der Institutionengeschichte zur sozialen Konstruktion?, in: Martin Dinges/Thomas Schlich (Hrg.), Neue Wege in der Seuchengeschichte. Stuttgart 1995, S. 7–24

Martin Dinges, Pest und Politik in der europäischen Neuzeit, in: Mischa

Quittung

Quittung Nr. 27/19

@ Berlitz FORMULARE

Währung			Betrag in Ziffern
EUR			
	Nettowert		
	+	%MwSt.	
	Gesamtbetrag		10 00

Gesamtbetrag in Worten

Zehn Euro

von Höler, Rolf

für CO₂-Gabe (Vogel-Leistung)

richtig erhalten zu haben, bestätigt

Dr. med. Thomas Zeisler
Internist und Gastroenterologe
Stempel/Unterschrift des Empfängers
06108 Halle (Saale)
Tel.: 0345 / 202 2607

Ort Halle

Buchungsvermerke

Meier (Hrg.), Pest. Die Geschichte eines Menschheitstraumas. Stuttgart 2005, S. 283–313

S. R. Duncan, S. Scott, C. J. Duncan, Reappraisal of the historical selective pressures for the CCR5-Delta32 mutation, in: Journal of Medical Genetics 42 (2005), S. 205–208

Ferdinando Epifanio, La peste. Vorwort, Übertragung und hg. von Luisa Portulano und Elio Distante. Mesagne 2001

Thilo Esser, Die Pest – Strafe Gottes oder Naturphänomen? Eine frömmigkeitsgeschichtliche Untersuchung zu Pesttraktaten des 15. Jahrhunderts, in: Zeitschrift für Kirchengeschichte 108, 1 (1997), S. 32–57

Thilo Esser, Pest, Heilsangst und Frömmigkeit. Altenberge 1999

Filippo Maria Ferro, La peste nella cultura Lombarda. Mailand 1975 (?)

Roger French, Jon Arrizabalaga, Andrew Cunningham und Luis García-Ballester (Hrg.), Medicine from the Black Death to the French Disease (= The History of Medicine in Context). Aldershot Hants/Vermont 1998

Hartmut Freytag (Hrg.), Der Totentanz der Marienkirche in Lübeck und der Nikolaikirche in Reval (Tallinn). Köln u. a. 1993

Volker Gaul, Kommunikation zur Zeit der Pest. Das Herzogtum Holstein-Gottorf in den Jahren 1709–1713, in: Otto Ulbricht (Hrg.), Die leidige Seuche. Pest-Fälle in der frühen Neuzeit. Köln u. a. 2004, S. 258–294

Gotts verhengnis und seine strafe. Zur Geschichte der Seuchen in der frühen Neuzeit. Ausstellungskatalog der Herzog August Bibliothek Wolfenbüttel. Konzeption: Petra Feuerstein-Herz. Wolfenbüttel 2005

Jürgen Grimm, Die literarische Darstellung der Pest in der Antike und in der Romania. München 1965

Kirsten Groß-Albenhausen, Seuchen im 3. Jahrhundert – ein methodisches Problem, in: Mischa Meier (Hrg.), Pest, die Geschichte eines Menschheitstraumas. Stuttgart 2005, S. 78–85

Klaus Großgebauer, Eine kurze Geschichte der Mikroben. Urahnen. Baumeister. Giftpfeile. München 1997

Libertario Guerrini, Empoli dalla peste del 1523–26 a quella del 1631. 2 Bd. Florenz 1990

Esther Härtel, Frauen und Männer in den Pestwellen, in: Otto Ulbricht (Hg.), Die leidige Seuche. Pest-Fälle in der frühen Neuzeit. Weimar/Köln/Wien 2004, S. 64–95

J. F. C. Hecker, Der schwarze Tod im 14. Jahrhundert. Nach den Quellen für Ärzte und gebildete Nichtärzte bearbeitet. Berlin 1832

Stefan Hoehl, Die Pest in Hildesheim. Krankheit als Krisenfaktor im städtischen Leben des Mittelalters und der Frühen Neuzeit (1350–1750). Hildesheim 2002

Robert Hoeniger, Der Schwarze Tod in Deutschland. Ein Beitrag zur Geschichte des vierzehnten Jahrhunderts. Berlin 1882

Dirk Jäckel, Judenmord – Geißler – Pest: Das Beispiel Straßburgs 1349, in: Mischa Meier (Hrg.), Pest, die Geschichte eines Menschheitstraumas. Stuttgart 2005, S. 162–178

Kay Peter Jankrift, Leprose als Streiter Gottes. Institutionalisierung und Organisation des Ordens vom Heiligen Lazarus zu Jerusalem von seinen Anfängen bis zum Jahre 1350 (= Vita regularis, hrg. Von Gert Melville, Bd. 4). Münster 1996

Kay Peter Jankrift, Epidemien im Hochmittelalter, in: Mischa Meier (Hrg.), Pest. Geschichte eines Menschheitstraumas. Stuttgart 2005, S. 129–141

Martina Kessel, Gebannte Gefahr? Die Pest im 19. und 20. Jahrhundert, in: Mischa Meier (Hrg.), Pest. Die Geschichte eines Menschheitstraumas. Stuttgart 2005, S. 266–282

Annemarie Kinzelbach, Gesundbleiben, Krankwerden, Armsein in der frühneuzeitlichen Gesellschaft. Gesunde und Kranke in den Reichsstädten Überlingen und Ulm 1500–1700. Stuttgart 1995

Huldrych Koelbing/V. Koelbing-Waldis, Katastrophe und Herausforderung: Pest und Pestbekämpfung in Oberitalien und der Schweiz, in: Jahrbuch des Instituts für Geschichte der Medizin der Robert-Bosch-Stiftung 4 (1985), S. 7–21

George C. Kohn (Hg.), Encylopedia of Plague and Pestilence. New York 1995

Hugo Kupferschmidt, Die Epidemiologie der Pest (= Gesnerus Supplement 43). Aarau u. a. 1993

Matthias Lang, Der Vrsprung aber der Pestilentz ist nicht natürlich, sondern übernatürlich. Medizinische und theologische Erklärung der Seuche im Spiegel protestantischer Pestschriften, in: Otto Ulbricht (Hg.), Die leidige Seuche. Pest-Fälle in der frühen Neuzeit. Köln/Weimar/Wien 2004, S. 133–180

Karl Lechner. Das große Sterben in Deutschland in den Jahren 1348 bis 1351 und die folgenden Pestepidemien bis zum Schlusse des 14. Jahrhunderts. Innsbruck 1984. Unveränderter Reprint Vaduz 1988

Wolf Lepenies, Angst und Wissenschaft, in: Gefährliche Wahlverwandtschaften. Essays zur Wissenschaftsgeschichte (= Reclam-Universalbibliothek 8550). Stuttgart 1989, S. 39–60

Emmanuel Le Roy Ladurie, Un concept: L'unification microbienne du monde, in: ders. (Hrg.), Le territoire de l'historien. Paris 1978, Bd. 2, S. 37–97

Karlheinz Leven, Die Geschichte der Infektionskrankheiten. Von der antike bis ins 20. Jahrhundert (= Fortschritte in der Präventiv- und Arbeitsmedizin 6. Hg. von F. Hofmann). Landsberg/Lech 1997

Karlheinz Leven, Von Ratten und Menschen – Pest, Geschichte und das Problem der retrospektiven Diagnose, in: Mischa Meier (Hrg.), Pest. Die Geschichte eines Menschheitstraumas. Stuttgart 2005, S. 11–32

Maladies et Sociétés (XII–XVII siècles). Hg. von Neithard Bulst und Robert Delort. Paris 1989

Alessandro Manzoni, Die Schandsäule. Vorwort von Leonardo Sciascia. Aus dem Italienischen von Wolfgang Boerner (Literatur und Wirklichkeit 1). Berlin 1988

Franz Mauelshagen, Pest, Pestangst und Pestbekämpfung in der Neuzeit, in: Mischa Meier (Hrg.), Pest. Geschichte eines Menschheitstraumas. Stuttgart 2005, S. 237–265

Millard Meiss, Painting in Florence and Siena after the Black Death. The Arts, Religion and Society in the Mid-Fourteenth Century. Princeton 1951

Mischa Meier (Hrg.), Pest. Die Geschichte eines Menschheitstraumas. Stuttgart 2005

Mischa Meier, Die sogenannte Justinianische Pest und ihre Folgen, in: Mischa Meier (Hrg.), Pest, Geschichte eines Menschheitstraumas. Stuttgart 2005, S. 86–107

William Naphy, Andrew Spicer, Der Schwarze Tod. Die Pest in Europa. Essen 2003

Richard Palmer, La Gran Moría, in: Kos 2,18 (1985), S. 17–48

Thomas Paulsen/Christian Schulze, Das Motiv der Pest in der Literatur, in: Mischa Meier (Hrg.), Pest. Geschichte eines Menschheitstraumas. Stuttgart 2005, S. 328–357

Samuel Pepys, Tagebuch. Übersetzt und ausgewählt von H. Winter (= Reclam Univ. Bibliothek 9970). Stuttgart 1980

Pforzheim zur Zeit der Pest. Ausstellungskatalog. Die Löbliche Singergesellschaft von 1501. Pforzheim 1993

Luigi Piva, Le pestilenze nel Veneto. Camposanpiero 1991

Joseph Polzer, Aspects of the Fourteenth-Century Iconography of Death and the Plague, in: D. Williams (Hrg.), The Impact of the Fourteenth Century Plague. New York 1982, S. 107–130

Paolo Preto, Peste e Società a Venezia 1576 (= Studi e testi Veneziani 7). Vicenza 1978

Ernst Rodenwaldt, Pest in Venedig 1575–1577. Ein Beitrag zur Frage der Infektkette bei den Pestepidemien West-Europas (= Sitzungsberichte der Heidelberger Akademie der Wissenschaften. Mathematisch-Naturwissenschaftliche Klasse, 2, 1952). Heidelberg 1953

Avraham Ronen, Gozzoli's St. Sebastian Altarpiece in San Gimignano, in: Mitteilungen des Kunsthistorischen Instituts 32 (1988), S. 77–126

Jacques Ruffié, Jean-Charles Sournia. Die Seuchen in der Geschichte der Menschheit. 2. Aufl. Stuttgart 1987

Hans Schadewaldt (Hg.), Die Rückkehr der Seuchen. Ist die Medizin machtlos? Köln 1994

Daniel Schäfer, Texte vom Tod. Zur Darstellung und Sinngebung des Todes im Spätmittelalter (= Göppinger Arbeiten zur Germanistik 620. Hg. von Ulrich Müller u. a.). Göppingen 1995

Mirjam Schaub, Nicola Suthor, Erika Fischer-Lichte (Hrg.), Ansteckung. Zur Körperlichkeit eines ästhetischen Prinzips. München 2005

Elke Schlenkrich, Johann Gregor Gutturf, Vom Leben und von der Arbeit eines Pestbarbiers im 17. Jahrhundert, in: Medizin, Geschichte, Gesellschaft 21 (2003), S. 23–62

Axinia Schluchtmann, Akademische Medizin und Pest, in: Otto Ulbricht (Hrg.), Die leidige Seuche. Pest-Fälle in der frühen Neuzeit. Köln/Weimar/ Wien 2004, S. 217–257

Winfried Schmitz, Diagnosen der «Pest» in Athen (430–426 v. Chr.), in: Mischa Meier (Hrg.), Pest. Geschichte eines Menschheitstraumas. Stuttgart 2005, S. 44–65

Marie Theres Schmitz-Eichhof, St. Rochus. Ikonographische und medizinhistorische Studien (= Kölner Medizinhistorische Beiträge 3). Köln 1977

Hilde Schmölzer, Die Pest in Wien. Wien 1985

Erich Schöner, Das Viererschema in der antiken Humoralpathologie. Mit einem Vorwort von Robert Herrlinger (= Sudhoffs Archiv Beiheft 4). Wiesbaden 1964

Rudolf Sies, Das «Pariser Pestgutachten» von 1348 in altfranzösischer Fassung. Untersuchungen zur mittelalterlichen Pestliteratur IV (= Würzburger Medizinhistorische Forschungen VII, hg. von Gundolf Keil). Pattensen 1977

Jürgen Strothmann, Der «Schwarze Tod» – Politische Folgen und die «Krise» des Spätmittelalters, in: Mischa Meier (Hrg.), Pest. Geschichte eines Menschheitstraumas. Stuttgart 2005, S. 179–198

Tod im Mittelalter. Hg. von Arno Borst u. a. (= Konstanzer Bibliothek 20). Konstanz 1993.

Otto Ulbricht, Pesthospitäler in deutschsprachigen Gebieten, in: Otto Ulbricht (Hrg.), Die leidige Seuche. Pest-Fälle in der Frühen Neuzeit. Köln/ Weimar/Wien 2004, S. 96–132

Otto Ulbricht, Die Pest – medizinisch/medizinhistorisch, in: Otto Ulbricht (Hrg.), Die leidige Seuche. Pest-Fälle in der Frühen Neuzeit. Köln/Weimar/ Wien 2004, S. 326–332

Manfred Vasold, Pest, Not und schwere Plagen. Seuchen und Epidemien vom Mittelalter bis heute. München 1991

Manfred Vasold, Die Pest. Ende eines Mythos. Stuttgart 2003

Venezia e la peste 1348/1797. Ausstellungskatalog. Hg. vom Assessorato alla cultura e Belle Arti. Venedig 1979

Georges Vigarello, Wasser und Seife, Puder und Parfüm. Geschichte der Körperhygiene seit dem Mittelalter (Campus Band 1057). Aus dem Französischen von Linda Gränz (Le propre et le Sal. Paris 1985). Frankfurt/ New York 1992

Hans-Ulrich Wehler, Michel Foucault. Die «Disziplinargesellschaft» als Geschöpf der Diskurse, der Machttechniken und der «Bio-Politik», in: Die Herausforderung der Kulturgeschichte. München 1998, S. 45–95

Rolf Winau, Ansteckung – Medizinhistorisch, in: M. Schaub, Nicola Suthor, Erika Fischer-Lichte (Hrg.), Ansteckung. Zur Körperlichkeit eines ästhetischen Prinzips. München 2005, S. 61–72

Stefan Winkle, Kulturgeschichte der Seuchen. Düsseldorf/Zürich 1997

Karl Georg Zinn, Kanonen und Pest. Über die Ursprünge der Neuzeit im 14. und 15. Jahrhundert. Opladen 1989

Namenregister

C.H.BECK ✚ WISSEN

in der Beck'schen Reihe

Zuletzt erschienen: